Guérir... au-delà de pronostics

Tout ce que votre médecin ne vous dira jamais au sujet du cancer

Par
Francine
Boissonnault

À tous mes proches qui m'ont accompagnée et encouragée à chaque étape de mon parcours de guérison. Votre présence a été un soutien inestimable. Je vous aime infiniment.

Table des matières

Avant-propos

« Tout ce qui ne remonte pas à la conscience revient sous forme de destin. »

Carl Gustav Jung

Recevoir un diagnostic de cancer est un choc. C'est l'évidence. Personne ne prend une telle nouvelle à la légère. Pourtant, le cancer n'est plus l'épouvantail d'autrefois. Tout le monde connaît des gens qui s'en sont très bien sortis. On nous répète constamment qu'on peut vaincre le cancer et que les statistiques sont de plus en plus encourageantes. Dans les publicités et dans les médias en général, on nous présente des « survivants » afin de donner espoir à ceux et celles qui reçoivent ce terrible diagnostic.

Pourtant, tous ceux qui ont traversé eux-mêmes cette épreuve, ainsi que les proches qui les ont accompagnés lors de leurs visites à l'hôpital, savent qu'il existe deux sortes de cancéreux. Il y a ceux qu'on se réjouit d'avoir « pris à temps » et il y a les autres...

Devant les premiers, on est très optimistes. On les

rassure et on parle de traitements qui devraient, si tout va bien, amener une rémission complète. Devant les autres, on est beaucoup moins confiant. En fait, on est plutôt pessimiste et les mots que prononcent les médecins font toujours aussi peur : avancé, inopérable, métastatique, incurable, stade 4.

Les patients qui n'ont pas la chance d'être pris à temps reçoivent, encore aujourd'hui, un verdict de mort. Par contre, la médecine offre maintenant de nombreux outils permettant de retarder l'échéance. Dans bien des cas, lorsque les organes vitaux ne sont pas trop atteints, on traite le cancer comme une maladie chronique. On peut espérer survivre plusieurs années en étant presque constamment sous traitement et ceux-ci deviennent de plus en plus pointus et mieux ciblés.

Les effets secondaires sont dorénavant supportables et l'arsenal médical pour les soulager se raffine chaque jour. Mais jamais on ne vous parlera de guérison. On vous suivra de près, en vous nourrissant constamment de peur et de médicaments souvent très toxiques, et on accueillera chaque test négatif comme un coup de chance, un sursis providentiel. Au mieux, on vous permettra d'espérer des périodes de rémission plus ou moins prolongées, des « répits » dans la progression inexorable de cette maladie qui finira par vous emporter.

Selon la science médicale et les statistiques sur lesquelles elle s'appuie, une fois que le cancer est présent dans un organisme vivant, il n'y a qu'un seul moyen de vraiment l'éradiquer, et c'est la chirurgie. Si on réussit à « tout enlever » avant que le cancer ait pu essaimer ailleurs, on peut espérer la guérison. Par contre, lorsqu'il est jugé inopérable, il est considéré comme incurable. Seules exceptions, les cancers dits « liquides », leucémies et lymphomes, qui peuvent se guérir par la chimiothérapie uniquement.

Selon leur code de déontologie, les médecins n'ont pas le droit de faire de fausse promesse. Ils ne peuvent pas déclarer une personne « guérie » à moins d'en avoir la conviction en fonction des connaissances scientifiques généralement admises. Par conséquent, ils instillent souvent chez leurs patients l'idée que la maladie est toujours présente, prête à ressurgir à tout moment.

Mais sont-ils pleinement conscients de l'impact profond de cette suggestion sur la psyché vulnérable de ceux qui affrontent ce mal qui fait si peur ? Ces patients vivent ensuite dans une attente anxieuse de la récidive, convaincus qu'elle finira par les emporter tôt ou tard.

Or, en réalité, les médecins ignorent ce que l'avenir réserve à leurs patients. Ils ne savent pas avec certitude si un traitement sera efficace, ni ce qui explique les rémissions spontanées qu'ils observent à l'occasion. Ils ne connaissent que les probabilités prédites par les statistiques.

Pourtant, si 90 % des personnes atteintes d'un certain type de cancer ne survivent que quelques mois, il en reste tout de même 10 % qui défient les pronostics. De quel droit un médecin peut-il décider qu'un patient ne fera pas partie de ces 10 % ? De toute façon, la vie est une « maladie mortelle » pour tout le monde !

J'ai choisi de refuser de croire aux statistiques. La médecine conventionnelle ne s'intéresse pas aux cas de ces « miraculés » qui se remettent totalement de cancers dits incurables et qui sont en pleine forme bien des années après la « date d'expiration » prédite par la science médicale. Elle les juge anecdotiques et inexplicables, c'est-à-dire sans intérêt général. Certains chercheurs ont toutefois décidé de s'y intéresser depuis quelques années, et cela nous apporte un éclairage très prometteur. Qu'ont fait ces gens ? Quels changements ont-ils apportés à leur vie ? Quelle a été leur attitude ? Quelles leçons peut-on en tirer pour augmenter nos propres chances de faire mentir les statistiques ?

Que le cancer soit présent dans votre vie parce que vous en êtes atteint personnellement ou parce que l'un de vos proches l'est, je souhaite de tout cœur que ce livre vous fournisse des pistes qui sauront éclairer votre chemin de transformation.

Introduction

Choisir de guérir... Quelle idée audacieuse ! Peut-on réellement faire ce choix ou doit-on plutôt se contenter d'espérer ? La maladie, comme la vie en général, est-elle quelque chose que l'on subit, au hasard des coïncidences et des aléas de la destinée, ou plutôt une réalité que l'on façonne à partir de ses décisions et de ses choix plus ou moins conscients ?

Bien des gens sont outrés à l'idée que l'on puisse voir le malade autrement qu'en victime de facteurs qu'il ne contrôle pas, comme la génétique et l'environnement. Certains considèrent qu'il est inutile, voire nuisible, de se demander quelles circonstances et quelles émotions peuvent être à l'origine du climat intérieur qui a permis à la maladie de se développer, comme s'il s'agissait là de questions susceptibles de culpabiliser inutilement le malade. Même si la plupart des gens sont prêts à admettre que l'on peut provoquer un cancer en fumant pendant des années, certains refusent la possibilité que le fait d'entretenir de la rancune ou de détester son travail pendant aussi longtemps puisse être tout autant néfaste.

Personne ne peut se vanter de n'avoir jamais fait de mauvais choix, que ce soit par rapport au tabac, à l'alimentation, aux relations interpersonnelles, au travail, aux loisirs ou aux finances. Ils sont généralement faciles à identifier : ce sont ceux qui nous apportent une insatisfaction à long terme, même s'ils ont pu nous procurer de la satisfaction à court terme.

Tous les aspects de notre vie sont la conséquence de nos choix, conscients ou inconscients. Accepter cela est le seul moyen de se réapproprier son pouvoir et de se sortir de la situation de victime impuissante.

En effet, si notre vie actuelle est le résultat de nos choix passés, il va donc de soi que notre vie future sera engendrée par nos choix actuels. Aucun choix n'est permanent. Nous avons toujours la possibilité de révoquer nos choix précédents et d'en faire de nouveaux.

Je vous invite à réaliser que guérir est également un choix, pas une chance ou un hasard. C'est un choix que fait l'âme de rester sur cette terre plutôt que de s'en aller. La maladie représente le signe indéniable qu'il est temps de remettre en question nos choix pour identifier ceux qui ne nous conviennent plus et changer de trajectoire. Choisir de guérir implique avant tout de SE choisir, d'accepter de faire passer ses besoins en priorité et de faire confiance à son intuition plus qu'à l'avis des autres, y compris celui des proches et même des médecins.

Lorsqu'on vous diagnostique un cancer qui appartient à la catégorie « incurable », on ne vous donne presque plus droit à l'espoir, du moins à un espoir véritable de guérison totale, le seul qui, selon moi, fait en sorte que la vie vaut la peine d'être vécue.

Qui a envie d'une existence ponctuée par le rythme des visites à l'hôpital et des traitements invalidants qui tueraient un cheval et qui finiront éventuellement par avoir raison de vous, plus vite que le cancer, plus vite que la maladie elle-même ? La condamnation est sans appel. C'est la course entre le traitement et la maladie. Les deux sont mortels, qui sera vainqueur ?

Moi, en tout cas, je ne veux pas de cette existence. Certaines personnes tiennent à la vie plus que tout, pas moi. Me lever de peine et de misère pour aller m'asseoir dans un fauteuil pendant des heures, alors que l'on distille dans mes veines un poison si virulent que le personnel médical doit porter du matériel de protection pour le manipuler, très peu pour moi.

Je veux vivre si je peux guérir et mener une vie de personne en santé. J'ai besoin de croire qu'il est possible de guérir du cancer comme on se remet d'une coupure ou d'une fracture, c'est-à-dire complètement et sans grande séquelle. Le corps peut se régénérer, je le sais, je le constate tous les jours. Notre organisme répare continuellement mille lésions et blessures. Par exemple, les muscles qui se renforcent et prennent de l'ampleur avec l'exercice sont, en réalité, le fruit de la réparation de fibres musculaires brisées par l'effort.

Je suis également convaincue que le corps est perpétuellement confronté à des cellules mutantes. D'ailleurs, de nombreuses études le démontrent. Normalement, il les encapsule ou les élimine comme il le fait pour les bactéries et virus nuisibles. On ne peut savoir combien, mais un organisme sain empêche tous les jours plusieurs cancers de prendre naissance.

Pourquoi a-t-il flanché à un moment donné pour permettre à ce cancer en particulier de se développer en moi il y a 15 ans ? Les théories ne manquent pas sur le sujet, mais après des années de recherches plus ou moins fructueuses, j'ai fini par abandonner la quête d'une cause unique et précise. J'ai choisi à la place d'entreprendre des démarches qui intègrent tous les aspects de mon être, car la maladie est presque toujours multifactorielle.

Le cancer qui s'est développé en moi est-il attribuable aux émotions, au stress, à la pollution de toute sorte, à l'alimentation, au manque de sommeil ou d'exercice ?

Je ne peux prétendre avoir mené une vie parfaite, mais je connais de nombreuses personnes qui ont un mode de vie bien moins sain que le mien à tout point de vue et qui n'auront jamais de cancer. Par contre, j'en connais aussi qui ont quasiment éliminé de leur vie tous les facteurs de risque et qui ont reçu un diagnostic fatal.

Quant aux émotions... leur rôle est indéniable, mais lequel, exactement ? Personnellement, j'ai tout du type

A. J'ai toujours cru que, si je devais avoir un problème de santé, ça serait certainement le cœur, d'autant plus que j'ai une mauvaise hérédité de ce point de vue. Je suis une personne extravertie, intense, impulsive et même colérique. Bref, le cancer n'était certainement pas pour moi. Dans ma logique des choses, le cancer c'était la maladie des gens qui refoulent leurs émotions, qui gardent tout en dedans. Tout le contraire de moi, en somme.

Dur contact avec la réalité quand on pénètre dans une salle d'attente en oncologie. Le cancer, c'est pour tout le monde. Des introvertis et des extravertis, des victimes et des battants, des refoulés et des libérés. Tout le monde vit des chocs émotifs et des traumatismes, mais tout le monde n'a pas le cancer. À travers mes observations et mes recherches, la plupart de mes préjugés sont tombés.

Mais certaines constatations s'imposent. Ceux qui acceptent leur condamnation à mort ont bien moins de chances de s'en sortir. Ceux qui sont défaitistes et qui croient dur comme fer aux statistiques dévastatrices qui entourent leur diagnostic meurent plus rapidement. L'esprit contrôle la matière qui compose le corps, cela ne fait aucun doute pour moi. De nombreuses études prouvent d'ailleurs que ceux qui ont la foi, qui cultivent une attitude positive et pour qui la mort à court terme n'est pas une option s'en tirent bien mieux.

Je suis persuadée que la plupart des médecins n'ont pas conscience de leur pouvoir. Ils sont, en quelque sorte, prisonniers de leur science froide et mathématique. Toute leur formation repose là-dessus et, trop souvent, ils ne réalisent pas que, lorsqu'ils emploient le mot incurable et qu'ils disent à quelqu'un qu'il en a pour 6 mois, ils mettent en branle un compte à rebours inconscient chez leur patient. Autrefois, on cachait souvent la vérité aux malades, alors qu'aujourd'hui, on la divulgue crument et à tout prix.

Lors d'un examen de routine, on a détecté des traces de sang dans les selles de ma tante de 85 ans. On a décidé de lui faire passer une colonoscopie pour aller vérifier, car son père et deux de ses frères sont décédés du cancer du côlon. Elle s'est inquiétée durant les semaines au cours desquelles elle attendait de passer cet examen.

Finalement, on a détecté quelque chose de suspect et on a fait une biopsie juste avant les Fêtes en lui disant qu'elle aurait les résultats en février. Encore deux mois à se faire du mauvais sang, alors qu'à son âge, elle marche une heure par jour et se sent en pleine forme. La lésion se révèle précancéreuse et on lui annonce qu'il faut absolument l'opérer avant que ça ne le devienne, alors qu'on sait très bien qu'à cet âge, le cancer évolue généralement très lentement et qu'elle a toutes les chances de mourir d'autre chose avant que cette maladie ne lui cause des ennuis. Rebelote la liste d'attente, cette fois pendant 6 mois. J'ai vu ma tante se faire du mauvais sang, déprimer et demander à sa mère décédée de venir la chercher pour lui éviter de vivre cela alors qu'avant, elle débordait d'énergie et de joie de vivre. A-t-on besoin, à 85 ans, de savoir qu'on a peut-être un début de cancer ? Est-il nécessaire que ces personnes âgées aillent alimenter les statistiques ?

Autrefois, quand un proche nous quittait à un âge vénérable, on disait qu'il était mort de vieillesse. Plus personne ne meurt de vieillesse, de nos jours. On a besoin d'un diagnostic précis. Mais il est inévitable qu'un jour où l'autre, quelque chose va flancher dans notre mécanique physiologique : le cœur, les reins, le pancréas, le système immunitaire ou la régulation du cycle de vie des cellules, ce qui cause le cancer. En ajoutant toutes ces morts inévitables de personnes ayant atteint un âge limite aux statistiques des maladies, on contribue à alimenter les peurs qui, admettons-le, font vivre bien des gens dans nos sociétés. Plus les statistiques du cancer et des autres maladies sont en hausse, et plus l'industrie médico-pharmaceutique se porte bien, sans parler de tout ce qui gravite autour.

Mais cela a un autre effet. Cela alimente le climat de peur face à la maladie et rend bien des gens, comme ma tante, anxieux et déprimés alors que leur corps est simplement en train d'atteindre sa date de péremption et qu'ils pourraient profiter de leurs dernières années dans la sérénité au lieu de chercher à identifier et combattre des maladies inévitables.

Lorsque des cellules cancéreuses apparaissent dans le corps d'une personne ayant suffisamment de force et de vitalité, pourquoi son organisme ne pourrait-il pas rétablir l'ordre comme il le fait en cas de coupure ou de fracture ? Pourquoi cela ne serait-il pas possible ? Non seulement c'est possible, c'est normal !

Je suis persuadée qu'autrefois, bon nombre de cancers qui n'étaient jamais diagnostiqués avec les outils de l'époque finissaient par guérir tout seuls. Aujourd'hui, on recherche les cancers. On appelle cela la « prévention ». La prévention, façon XXIe siècle, c'est de passer des examens réguliers à partir de 50 ans.

On se fait évaluer, scanner, palper et surveiller dès que la machine humaine commence à approcher de la fin de sa garantie. Évidemment qu'on trouve des choses ! Et, à partir de là, on traite, on ne lâche pas le morceau.

Quand toutes traces détectables de ce cancer « incurable » eurent disparu de mon organisme, j'ai demandé à mon médecin quand je pourrais arrêter la chimiothérapie orale que je recevais depuis plus de deux ans. Elle m'a répondu être persuadée que les plus grandes sommités dans le domaine me diraient de continuer le traitement si je le tolérais bien.
On me conseillait donc de continuer à prendre des médicaments qui, certes, avaient permis au cancer de

disparaitre, mais qui affaiblissaient mon système immunitaire, altéraient la reproduction de mes cellules, intensifiaient les symptômes de la ménopause, y compris l'ostéoporose et les problèmes cardiaques, tout simplement parce qu'on ne savait pas trop si le cancer ne reviendrait pas au galop si j'arrêtais.

Mais le plus important pour le propos de ce livre, c'est que mon médecin ne croyait pas vraiment à ma guérison. Le temps passait, et lors de chaque visite où elle ne trouvait pas de trace de la maladie, elle me disait que j'étais chanceuse d'avoir un si long répit. Elle croyait que j'avais une maladie chronique inguérissable qui était simplement endormie. J'étais révoltée devant cette notion. Celle-ci me plongeait dans un état d'abattement qui n'était certainement pas bon pour ma santé. J'avais besoin de croire que la guérison véritable était possible.

Je me suis alors mise à chercher des récits qui disaient le contraire de ce que racontait la médecine conventionnelle. La guérison devait être possible, elle devait exister pour que la vie, ma vie, ait un sens. Je ne pouvais pas me contenter de survivre, dépendante de ma dose quotidienne de poison. Je n'étais pas capable d'accepter l'idée d'avoir besoin d'une telle béquille pour toujours. C'était contraire à mes principes, à mes valeurs. Je suis, à la base, un être entier, autonome et sain. Comme dans le cas d'une fracture, j'étais prête à admettre que j'avais besoin d'un plâtre et de béquilles le temps que mes os se ressoudent, mais je refusais de les garder pour le restant de mes jours. C'était pourtant ce que me recommandait la médecine. En continuant de prendre ces médicaments, j'aurais trahi mes valeurs les plus profondes. Ça ne pouvait pas être sain !

D'accord, certaines personnes auront besoin toute leur vie d'une prothèse suite à un accident, mais la très grande majorité des blessés guérissent entièrement et laissent tomber les béquilles après un certain temps. Pourquoi pas moi ?

Cancer incurable... Sur quoi se base-t-on ? Sur les statistiques. 90 % des personnes atteintes en meurent après X mois ou X années. Qu'en est-il des 10 % qui restent ? Comment survivent-ils ? Combien guérissent complètement et disparaissent des écrans radars de la médecine ? Les a-t-on étudiés ? Sait-on ce qui s'est passé dans leur vie pour qu'ils guérissent ? Ce sont ces gens qui m'intéressent. Ce sont eux qui peuvent me motiver, m'inspirer...

Parce que je savais que si je devais compter sur une dose quotidienne de poison pour rester en vie, j'aurais du mal à ne pas dire « non merci ». Si mon corps n'était qu'une machine détraquée, si mon âme n'avait pas assez envie de rester sur terre pour manifester la réparation de ce corps, alors à quoi bon ?

Mais il fallait être « faite forte » pour affronter mon équipe médicale avec la nouvelle que je souhaitais abandonner les médicaments qui, selon elle, me maintenait en vie ! La pression est telle que la majorité des patients cèdent sans aucun doute. Avec ma « tête de mule », j'ai décidé de tout arrêter et je suis toujours en pleine forme dix ans plus tard.

Nul ne sait réellement comment une maladie évoluera et comment la guérison surviendra. Les guérisons improbables existent bel et bien et elles sont plus nombreuses que ce que les statistiques révèlent pour plusieurs raisons que l'on verra plus loin. Je crois donc que ce livre est nécessaire pour qu'un autre type d'information soit à la disposition des patients et de leurs proches, afin qu'ils retrouvent espoir et puissent prendre des décisions éclairées.

1-Mon histoire

Je crois qu'il est important que je vous raconte d'abord plus en détail mon histoire, pour que vous sachiez à qui vous avez affaire. Vous allez certainement trouver qu'elle n'est pas banale, et que je suis quelqu'un qui ne réagit pas comme la majorité des gens. Je tiens toutefois à dire que je ne recommande nullement d'imiter mon exemple. Chacun est unique et doit suivre sa propre voie.

Plusieurs penseront que j'ai pris de mauvaises décisions, et c'est possible, mais c'est tellement facile à dire en rétrospective. Chose certaine, tout cela n'est pas sans raison, car je n'écrirais pas ce livre si je n'avais pas parcouru tout ce chemin. Il est le mien, et je l'assume, pour le meilleur et pour le pire.

En 2008, j'ai pris la décision de me faire faire une réduction mammaire. Lors d'une mammographie de routine avant l'opération, les médecins ont détecté une zone suspecte dans mon sein gauche. Une biopsie a révélé que c'était cancéreux, un carcinome canalaire infiltrant. Comme on devait déjà me retirer une bonne partie du sein pour la réduction, les médecins étaient convaincus de pouvoir enlever toute la zone problématique, qui était minuscule.

Toutefois, même après avoir reçu ce diagnostic de cancer du sein, je n'ai jamais cru être « malade ». En fait, je n'ai jamais perçu ce cancer comme une « maladie ». En effet, pour moi, la maladie est un phénomène qui fait qu'on souffre, qu'on se sent mal, affaibli, dépourvu d'énergie, malade en somme ! Or, je n'ai jamais rien ressenti de tel à cause du cancer.

Les examens ont révélé que j'avais des cellules « malades » dans le sein, mais moi, je n'étais pas malade ! Je me sentais en forme, pleine d'énergie et de projets. On m'avait seulement retiré une très petite masse de cellules cancéreuses du sein gauche, ainsi que quelques ganglions pour s'assurer que le cancer n'était pas en train de se propager. J'ai temporairement été affaiblie par l'opération, ce qui est parfaitement normal après une réduction mammaire, même sans cancer. Par la suite, j'ai rapidement retrouvé mon énergie habituelle.

Le chirurgien oncologue est venu me voir à mon réveil. Il m'a dit qu'il était confiant d'avoir tout retiré et que les ganglions n'étaient pas atteints. Je n'ai eu aucune nouvelle de lui par la suite. Comme je n'ai jamais eu vraiment confiance en la médecine conventionnelle lorsqu'il est question de cancer, je n'en ai pas cherché non plus, car je ne voulais aucun traitement supplémentaire. Pour moi cette aventure était terminée.

Je sais que le corps humain fabrique régulièrement des cellules anormales et que le système immunitaire s'en occupe si on lui en laisse la chance. J'avais confiance que ce serait le cas, si jamais il restait des cellules mutantes dans mon corps. Je ne voulais surtout pas m'empoisonner davantage avec des radiations ou des produits chimiques nocifs. En fait, j'ai pratiquement oublié que j'avais eu le cancer. J'ai n'ai pas tenu compte de ce signal d'alarme. On pourrait même dire que j'étais dans le déni. J'ai ignoré le fait que toutes les maladies prennent leur naissance dans l'âme et que nos émotions sont la source de la soupe d'hormones dans laquelle baignent nos cellules. J'ai donc négligé de faire le travail nécessaire en moi et j'ai continué ma vie comme si de rien n'était.

Étant donné que, pour retirer le cancer, on avait travaillé dans une zone du sein qui n'est pas, normalement, touchée lors d'une réduction mammaire, ma plasticienne m'avait prévenue que j'aurais probablement besoin d'une retouche une fois la cicatrisation complète achevée, environ un an plus tard. En novembre 2009, on m'a réopérée au sein gauche pour cette retouche esthétique, et on a retiré encore un peu de tissus qui furent envoyés en pathologie. Or, ces tissus ont, encore une fois, révélé la présence de cellules cancéreuses.

J'ai appris cette nouvelle le jour de mon 51e anniversaire. On m'a également révélé ce jour-là qu'en fait, deux des quatre ganglions retirés l'année précédente contenaient des cellules atteintes. Le rapport avait été égaré ! Comme le cancer n'était pas localisé à un endroit précis, mais multifocal, il était impossible à retirer sans enlever tout le sein et tous les ganglions également pour éviter la propagation. Même si je me sentais toujours en pleine forme, j'ai été bien obligée de prendre cette nouvelle au sérieux, d'autant plus que les médecins, eux, étaient totalement paniqués, sachant l'hôpital fautif d'avoir égaré le rapport sur ces ganglions atteints qui leur laissaient craindre des métastases.

C'est cela, je crois, qui est le plus difficile à gérer pour les patients. Les médecins et la machine médicale ont tellement peur du cancer qu'il est presque impossible de garder sa sérénité lorsqu'on reçoit un tel diagnostic. Pourtant, au fond de moi, j'étais convaincue qu'encore une fois, je n'étais pas « malade ». Si j'avais eu un cancer généralisé, je n'aurais certainement pas été aussi en forme ! La batterie de tests qu'on m'a très rapidement fait subir a d'ailleurs confirmé cette impression, c'est-à-dire que je n'avais pas de cancer ailleurs que dans le sein. Or, le sein n'est pas un organe vital et, à moins d'allaiter, son mauvais fonctionnement ne donne pas de symptômes alarmants !

Au début, j'ai accepté cette opération. J'avais l'impression de ne pas avoir le choix. C'est ce que la médecine officielle m'affirmait en tout cas : on devait m'enlever le sein et tous les ganglions du côté gauche, sinon j'allais mourir ! On me proposa de me faire une reconstruction en même temps, ce qui semblait une bonne idée. Si j'avais écouté les médecins, j'aurais subi cette opération dès la semaine suivante. Or, nous étions fin novembre et je devais aller passer les Fêtes au Costa Rica avec ma famille. C'était un voyage qui nous enthousiasmait beaucoup et je n'allais certainement pas laisser ce cancer gâcher les vacances de tout le monde ! Mon opération a donc été prévue pour mon retour en janvier.

Au Costa Rica, au milieu de la végétation luxuriante, des animaux, des papillons et des oiseaux exotiques, l'intensité de l'énergie vitale est incroyable. J'étais plongée dans une mer de couleurs et de sensations. Je me sentais littéralement vibrante et pleine de santé. J'étais certaine que j'étais en train de guérir ! Étendue dans un hamac à contempler toute cette vie, j'ai pris la décision de refuser l'opération, du moins pour l'instant.

Cela peut sembler bien vaniteux et stupide en rétrospective, mais après la réduction mammaire et la retouche, j'avais de beaux seins pour la première fois de ma vie et j'avais envie de les garder ! Les photos de reconstruction qu'on m'avait montrées ne me semblaient pas du tout inspirantes. En plus, je craignais toutes les conséquences de l'ablation de ganglions sur mon système immunitaire et lymphatique. Je voulais essayer de tout faire pour éviter cette mutilation. Je ne voulais pas non plus des traitements de chimiothérapie et de radiothérapie qui devaient suivre, car j'ai toujours cru qu'ils faisaient plus de tort que de bien à l'organisme.

J'ai décidé d'attendre et d'au moins faire l'essai de méthodes naturelles et d'un intense travail sur mes émotions avant de me faire charcuter. Je sentais que ce cancer n'était pas très virulent, d'autant plus qu'il était toujours présent, mais qu'il ne s'était pas propagé en près de 2 ans. À mon retour, j'ai donc annulé l'opération. J'étais tellement calme et sure de moi lorsque j'ai parlé à mon chirurgien oncologue qu'il s'est montré respectueux de ma décision, en me mettant toutefois en garde et en me recommandant de me faire suivre de très près.

Je n'entrerai pas dans tous les détails du parcours qui a suivi, qui pourrait, à lui seul, faire l'objet d'un livre, mais j'ai eu recours à plusieurs approches alternatives. Vivant sur une ferme bio et fréquentant depuis des années le monde des médecines « parallèles », j'ai été témoin de nombreux exemples de succès avec ces méthodes, tant pour les animaux que les humains.

Même si la médecine officielle ne les reconnaît pas, je connais plusieurs approches « douces » très efficaces qui ont guéri des cas jugés incurables par la science. Trop souvent, ceux qui ont recours aux méthodes parallèles le font après que leur médecin leur ait dit : « Je ne peux plus rien faire pour vous. » C'est presque incroyable que ces approches réussissent à sauver quelques-uns de ces malades dont les organes vitaux sont atteints, qui ont le corps ravagé par des années de chimiothérapie et à qui il ne reste presque plus d'énergie vitale. Je me disais que si ça pouvait marcher pour eux, ça pouvait certainement marcher pour moi ! J'ai donc travaillé à renforcer mon organisme, tant biologique que psychique, pour que mon corps retrouve naturellement son équilibre.

Je sais depuis toujours que le lien entre le mental et le physique est un fait indéniable. Je sais que je crée ma vie, et donc mon état de santé, à partir de mes pensées et de mes émotions. Par exemple, il ne me semblait pas étonnant qu'on ait « égaré » les résultats qui confirmaient que j'avais des ganglions atteints, car énergétiquement j'étais dans le déni du cancer et je ne voulais pas de suivi. L'univers a livré la commande, mais pas en éliminant le cancer, car je n'avais pas fait le ménage dans les émotions qui l'avaient causé au départ. Il a plutôt fait disparaitre la preuve de la présence du cancer résiduel dans mon corps, mais pas le cancer lui-même ! C'est l'exemple parfait d'un résultat tout à fait conforme à mon énergie et à mes émotions. J'étais donc convaincue que, si je travaillais sur ces émotions, mon corps éliminerait toute trace de la maladie et que l'équilibre se rétablirait de lui-même, avec l'aide de méthodes douces pour renforcer mon système immunitaire.

Ce fut ma démarche pendant 2 ans. Toutefois, dans mon cas, cela n'a pas suffi. Après une période assez longue de stabilité, mon sein changeait d'aspect et le cancer semblait progresser. Il y avait, de toute évidence, quelque chose qui ne marchait pas dans mon approche et je sentais que je commençais à manquer de temps pour trouver la solution. À l'été 2011, je suis retournée consulter à l'hôpital.

L'oncologue qui m'avait opérée la première fois a littéralement « pété un câble ». Il m'a dit que je n'étais plus opérable, que le cancer s'était probablement propagé partout dans mon corps. Je pouvais lire sur son visage que je m'étais condamnée par mon refus de me soumettre à son verdict. Heureusement, j'avais moins peur du cancer que lui ! Je me sentais toujours en pleine forme malgré ces rougeurs et tiraillements à la poitrine. Comme je le pensais, les examens n'ont révélé aucune métastase à distance. On m'a diagnostiqué uniquement une propagation locale, au niveau du système lymphatique de la peau, mais qui était trop importante pour qu'une opération puisse être envisageable.

Devant le manque de respect évident de ce médecin qui me prenait pour une folle finie, j'ai décidé de consulter ailleurs. Mes démarches m'ont guidée vers une oncologue qui m'a accueillie d'une manière très humaine et respectueuse. Elle s'est montrée rassurante, mais elle était également convaincue que je n'étais pas opérable sans chimio. J'ai donc dû me résoudre à entreprendre une chimiothérapie, ce qui, soit dit en passant, fut pour moi une grande leçon d'humilité. C'est l'un des principaux cadeaux que j'ai reçus de cette expérience. Je me pensais au-dessus de tout. Je portais des jugements péremptoires sur les personnes qui acceptaient de se soumettre aveuglément aux diktats de la médecine officielle. J'avais vraiment besoin de cette leçon, car si j'avais guéri à ma façon, je serais probablement devenue d'une arrogance insupportable et je serais bien incapable d'aider qui que ce soit.

Ironiquement, le premier traitement chimique n'a pas donné plus de résultats que les méthodes douces, avec de lourds effets secondaires en prime. On a donc arrêté rapidement. Ensuite, j'ai commencé une autre forme de chimiothérapie qui a très bien fonctionné avec peu d'effets secondaires, et le cancer a fondu. Au moment d'écrire ces lignes, tout a disparu depuis dix ans et les examens que je passe régulièrement confirment toujours qu'il n'y a rien de suspect ailleurs dans mon corps.

J'ai dû faire la paix avec la médecine et la chimiothérapie. J'ai réalisé à quel point mes croyances à ce sujet étaient loin de mes valeurs profondes. Dans ma tête, il y avait les

« bons » guérisseurs et thérapeutes, ceux qui pratiquent les médecines douces, et les « méchants docteurs », qui traitent la maladie avec des armes de destruction massive. Il y avait aussi les « bons » traitements, à base de plantes, de visualisation et d'énergie et les « mauvais traitements » mis au point par les multinationales pharmaceutiques avides et sans conscience. Je voyais le monde de la santé comme séparé en deux clans « noir » et « blanc » sans rien de commun.

Or, en même temps je travaillais sur moi pour trouver la paix intérieure et apprendre à aimer toutes les parties de moi-même, y compris celles qui semblent les moins attrayantes. C'était même le principal message de mon mentor Debbie Ford. C'est là-dessus que je focalisais mon énergie et c'est précisément cette leçon que la maladie m'a apprise. Dans le domaine de la santé comme dans le reste, il n'y a pas de « bon » et de « mauvais ». Il y a seulement ce qui est utile et en harmonie avec ce que l'on est et les besoins que l'on a à un moment précis.

À travers toutes mes recherches et expériences, j'ai

appris qu'aucun traitement, qu'il soit chimique ou naturel, ne marche pour tout le monde. Les médecins le savent bien d'ailleurs. On procède par essai et erreur. Les chimiothérapies qui fonctionnent, celles qui sont les plus reconnues, ne donnent de bons résultats que pour 30 ou 40 pour cent des patients, et encore, produisant rarement une rémission complète. On essaie, et si ça ne marche pas, on change de médicament. C'est pour cela que l'on combine également les traitements : chirurgie, radiothérapie et plusieurs molécules de chimiothérapie en même temps.

Dans mon cas, j'ai essayé beaucoup de produits naturels qui n'ont pas éliminé le cancer dans mon corps. Mais peut-être qu'ils ont eu suffisamment d'effet pour éviter la propagation à mes organes vitaux et pour renforcer mes défenses naturelles.

Ensuite, on a essayé le traitement de chimiothérapie le plus susceptible de donner des résultats, et c'est le contraire qui s'est produit. Finalement, on m'a prescrit un traitement chimique, composé de deux médicaments, qui a très bien marché et j'ai eu très peu d'effets secondaires, alors qu'une recherche sur Internet m'a révélé que bien des gens supportent très mal cette recette.

J'émets quelques hypothèses à partir de la notion que je crée ma vie et que je manifeste ce dont j'ai besoin. Le cancer est arrivé dans ma vie pour me signaler que je devais prendre soin de moi. Il n'a pas voulu partir tant que je n'avais pas réglé certaines choses fondamentales au niveau psychologique et émotif, car j'étais toujours dans l'énergie qui l'avait provoqué. Le cancer a pris de plus en plus de place dans mon corps et dans ma vie tant que je suis restée dans la dualité, dans cette notion de bon et de mauvais, et dans l'arrogance de croire que je savais mieux que tout le monde comment guérir.

Le cancer a commencé à régresser quand j'ai accueilli la chimiothérapie comme une alliée, et non plus comme une ennemie, et que je me suis mise à visualiser de la lumière de guérison qui pénétrait dans mon corps par les médicaments. J'ai commencé à guérir lorsque j'ai accepté la réalité et arrêté de focaliser sur le cancer pour me mettre à travailler plutôt sur la création de merveilleuses choses dans ma vie, qui me donnent le goût de rester sur cette terre encore longtemps.

Les épreuves recèlent des cadeaux extraordinaires à condition de les accueillir. Combien de personnes ont changé leur vie conséquemment à la prise de conscience qu'elles n'avaient plus de temps à perdre ? Je crois profondément que nous sommes venus sur terre pour vivre des expériences, découvrir, apprendre et évoluer, afin de nous réaliser pleinement. Notre âme crée les défis qui, lorsque nous apprenons à les relever, nous permettent de nous transformer en une version toujours plus grande et lumineuse de nous-mêmes. *Ce que la chenille appelle la fin du monde, le Maître l'appelle un papillon.*[1]

Aujourd'hui, je sais que le cancer a été un cadeau dans ma vie. Il m'a permis de découvrir énormément de choses sur moi-même et sur l'existence. Il me permet aujourd'hui d'écrire ce livre pour partager des expériences personnelles et non pas des hypothèses et des théories.

Il a fait de moi une meilleure personne, moins arrogante

et plus humaine. Je sais que je vais mourir un jour, et que cela va peut-être passer par le cancer. J'ai donc été amenée à faire également la paix avec la mort, à me renseigner le plus possible sur ce passage et à ce qui m'attend après, de manière à ne plus en avoir peur. Mais en attendant, j'oriente mon énergie et mes pensées de manière à apprécier les cadeaux de la vie et à goûter chaque instant avec le plus d'intensité et d'authenticité possible.

Dorénavant, je ne prêche plus uniquement en faveur des médecines douces et contre la médecine conventionnelle, car je sais par observation et par expérience que les deux fonctionnent, mais pas toujours et pas de la même manière pour tout le monde. La médecine conventionnelle permet de gagner du temps et c'est souvent essentiel pour avoir l'occasion de faire la démarche intérieure indispensable à une guérison durable.

Aujourd'hui je sais que les véritables guérisseurs ne sont pas tous dans la forêt amazonienne et ne soignent pas nécessairement avec des plantes et des incantations. Il y en a aussi dans nos hôpitaux !

Lorsqu'une personne nait avec le don de guérison dans une ville moderne, qu'est-elle tout naturellement poussée à faire ? Probablement pas à s'exiler pour aller étudier avec un chaman qui ne parle pas sa langue. Elle va plutôt s'inscrire en médecine ou en sciences infirmières. J'ai ainsi découvert que, sans le savoir, bien des professionnels de la santé modernes ont ce don et, inconsciemment, ils en font profiter leurs patients.

Toutefois, les médecins ne sont pas formés à écouter leur intuition, au contraire. On leur apprend à se fier uniquement à ce que la science officielle affirme et aux résultats d'études presque uniquement financées par l'industrie pharmaceutique. Cela les oblige à exclure une quantité énorme d'informations qui pourrait être utile à leurs patients.

2-Les statistiques et l'espoir de guérison

Revenons sur les statistiques. Partout sur la planète, un grand nombre de cancers ne sont jamais diagnostiqués. Prenons l'exemple du cancer du sein.

Il suffit de revenir en arrière. Il y a une cinquantaine d'années, les femmes ne passaient pas de mammographie et les décès attribuables au cancer du sein étaient un phénomène rare. Ma grand-mère maternelle est décédée paisiblement à 92 ans, dans son sommeil, de « vieillesse » comme on disait à l'époque.

Avait-elle des cellules cancéreuses ou des calcifications suspectes dans les seins ? Je dirais que c'est fort probable, parce plusieurs de ses filles qui avaient exactement le même type de seins ont subi des biopsies suite à des mammographies et j'ai moi-même reçu un diagnostic de cancer du sein. Il est donc vraisemblable que ma grand-mère avait aussi, à tout le moins, des lésions suspectes, mais comme elle n'a jamais passé de mammographie, personne ne l'a su et ça ne s'est jamais développé.

À l'époque, les cancers très précoces qui viennent aujourd'hui alimenter nos statistiques n'étaient tout simplement jamais détectés. Les personnes chez qui on diagnostiquait un cancer étaient généralement déjà très malades. Elles consultaient parce qu'elles avaient des douleurs, des symptômes.

Le cancer à cette époque était donc une maladie plutôt rare, et presque toujours mortelle, parce qu'on ne diagnostiquait que les cas où la maladie avait évolué pour devenir bien présente et grave. C'est encore ainsi dans la plupart des pays émergents, en Afrique, en Asie et en Amérique latine.

On n'y fait pas d'examens de dépistage systématique des maladies, on se contente de soigner les personnes qui souffrent suffisamment pour se présenter chez le médecin, avec des cancers généralement avancés et souvent mortels.

Le graphique qui suit, publié par l'Institut de Recherche sur le Cancer de l'Organisation mondiale de la Santé, nous montre que l'incidence du cancer est beaucoup plus répandue dans les pays industrialisés. Cela illustre bien qu'on diagnostique beaucoup plus de cancers dans nos pays. Par contre, la partie en rouge qui représente le nombre de personnes qui décèdent du cancer est presque identique dans tous les pays du monde. Pour cent mille habitants, le nombre de cancers détectés dans les pays moins développés est bien inférieur et pourtant le nombre de décès à cause du cancer est sensiblement le même.

Age-Standardized Rate (World) per 100 000, Incidence and Mortality, Both sexes, in 2022
All cancers
Continents

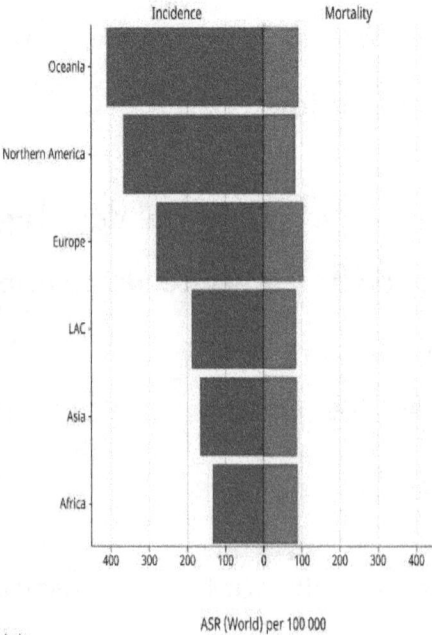

ASR (World) per 100 000

[2]

Cela révèle que les cancers dépistés de manière précoce dans nos sociétés n'auraient probablement jamais évolué jusqu'à faire mourir le patient, puisque dans les sociétés où ils ne sont pas détectés, les gens ne meurent pas davantage du cancer.

Autrement dit, on fait subir aux gens des batteries de tests et des traitements très lourds, qui diminuent énormément leur qualité de vie, et on obtient très peu de résultats. On affirme qu'on réussit à guérir bien plus de cancéreux qu'auparavant, alors qu'en réalité il s'agit majoritairement de personnes atteintes de cancers qui n'auraient pas été détectés il y a 50 ans et qui ne sont toujours pas diagnostiqués dans de nombreux autres pays.

Le graphique révèle également que, dans nos pays industrialisés et riches, où on investit des milliards en lutte contre le cancer, il y a tout autant de décès par cent mille habitants à cause de cette maladie que dans les pays où l'on ne s'en occupe tout simplement pas, ou très peu.

Il est permis de penser que si on ignorait les cancers

précoces qu'on ne détectait pas autrefois, et qu'on ne traite toujours pas dans de nombreux pays, une majorité de ces cancers n'évolueraient pas et se résorberaient d'eux-mêmes. La plupart de ces patients finiraient par décéder de toute autre chose ![3]

On sait par exemple que beaucoup de médecins contestent maintenant le dépistage systématique du cancer de la prostate chez tous les hommes âgés de plus de cinquante ans. En effet, grâce à ce dépistage, on détecte des cancers très précoces pour lesquels on impose à ces hommes des traitements invalidants, qui provoquent souvent l'incontinence et l'impuissance, et surtout inutiles !

On impose cela à des hommes relativement jeunes, pour un cancer qui, dans la plupart des cas, ne poserait pas de problèmes et ne ferait pas mourir le patient. En effet, si on faisait une autopsie à tous les hommes de plus de quatre-vingt-dix ans qui meurent, quelle qu'en soit la cause, on découvrirait qu'au moins 80 % présentent des cellules cancéreuses dans leur prostate.[4]

Autrement dit, passé un certain âge, la prostate se

détériore et des lésions cancéreuses se développent, mais dans la plupart des cas, ça ne fait pas mourir les gens. Par contre, la perte de dignité et de vie sexuelle que peut entraîner l'ablation de la prostate enlève à bien des hommes l'appétit de vivre et abrège très certainement les jours de bon nombre d'entre eux.

D'autre part, les diagnostics attribuables au dépistage précoce amènent bien des gens à accepter des traitements qui sont très durs pour l'organisme et qui causent d'autres pathologies entraînant éventuellement le décès du patient. Si, par exemple, une personne en rémission décède d'une maladie cardiaque causée par les traitements de radiothérapie reçus des années plus tôt, elle n'entre pas dans les statistiques de morts attribuables au cancer. Au contraire, elle va figurer dans les statistiques de succès du traitement, alors que c'est celui-ci qui l'a tuée.

Il faut aussi savoir que les statistiques sur l'espoir de survie après 5 ans ont plusieurs années de retard sur la réalité. En effet, il est impossible de savoir réellement où un patient en est dans l'évolution de la maladie. À quel moment le diagnostic est-il fait ? Un an, deux ans ou même dix ans après que le cancer se soit déclaré dans l'organisme ? Il est très rare qu'on le sache avec précision. C'est comme si on disait à une femme enceinte que, statistiquement, elle en a encore pour six mois à porter son bébé, sans connaître la date de la conception !

Avec un diagnostic de cancer incurable, on sait que la mort va arriver éventuellement, mais en réalité on ne sait pas quand. En quoi est-ce réellement différent pour les autres personnes ? En vérité, nos jours sont tous comptés et nous devrions vivre comme si nous n'en avions encore que pour quelques années.

Pourquoi quelques années ? Parce que si je n'en ai que pour, disons, trois mois, je vais préparer mon départ et me contenter de passer du temps avec les gens que j'aime. Si j'en ai pour un an, je vais faire quelques projets, mais rien de significatif. Par contre, si j'en ai pour encore 3 ou 5 ans, je peux sérieusement remettre ma vie en question, apporter les changements qu'il faut et faire des projets assez intéressants pour susciter mon enthousiasme. C'est ce que tout le monde devrait se dire, malade ou pas. Il est préférable d'avoir un certain sentiment d'urgence et de réaliser que l'on n'est pas éternel, car cela nous évite de remettre notre vie à plus tard.

Il est important de comprendre que les statistiques ne sont pas des données véritablement significatives. On peut leur faire dire à peu près n'importe quoi et on ne devrait jamais se fier à elles pour évaluer ses chances de survie et de guérison.

Ainsi, si votre médecin utilise des statistiques pour vous convaincre d'accepter un traitement ou pour vous prédire une espérance de vie, gardez en tête que ces chiffres ne racontent qu'une partie de l'histoire. Il est sage de les considérer avec précaution et de mener vos propres recherches pour approfondir la question. En effet, comme nous allons le voir, la médecine conventionnelle ne détient pas toutes les réponses concernant les maladies et leurs traitements. Elle est souvent contrainte par des cadres rigides qui peuvent restreindre sa capacité à adopter une vision plus large.

3-La médecine...

...ses règles

Pour comprendre véritablement ce qui se passe dans le bureau de votre médecin, il est important de bien connaître le contexte dans lequel celui-ci exerce sa profession. Dans la plupart des pays, la médecine est régie par des règles très strictes. Les médecins ne font pas ce qu'ils veulent dans l'intimité de leur cabinet ; ils sont obligés de pratiquer en se basant uniquement sur ce qui est admis par leur code de déontologie.

Or, ces règles sont très claires. Voici quelques articles du code de déontologie du Collège des Médecins du Québec :

6. Le médecin doit exercer sa profession selon des principes scientifiques.

44. Le médecin doit exercer sa profession selon les normes médicales actuelles les plus élevées possible.

47. Le médecin doit s'abstenir de faire des omissions,

des manœuvres ou des actes intempestifs ou contraires aux données actuelles de la science médicale.

48. Le médecin doit s'abstenir d'avoir recours à des examens, investigations ou traitements insuffisamment éprouvés, sauf dans le cadre d'un projet de recherche et dans un milieu scientifique reconnus.

49. Le médecin doit, à l'égard d'un patient qui veut recourir à des traitements insuffisamment éprouvés, l'informer du manque de preuves scientifiques relativement à de tels traitements, des risques ou inconvénients qui pourraient en découler, ainsi que des avantages que lui procureraient des soins usuels, le cas échéant.

83. Le médecin doit s'abstenir de garantir, expressément ou implicitement, l'efficacité d'un examen, d'une investigation ou d'un traitement ou la guérison d'une maladie.

À première vue, ces dispositions semblent logiques et certainement empreintes de bonnes intentions.

Personne ne voudrait d'un médecin qui n'exerce pas selon les principes scientifiques et qui prescrit de la poudre de perlimpinpin à ses patients !

Toutefois, on verra plus loin que ces principes scientifiques ne sont pas nécessairement basés sur toute la réalité. Ils reposent en fait sur une vision partielle des faits, telle qu'exprimée dans les résultats d'études effectuées en respectant des règles qui favorisent très clairement les traitements conventionnels chimiques et qui excluent presque complètement les traitements alternatifs, naturels ou holistiques. Seules certaines approches dites « complémentaires » sont tolérées, car, comme leur nom l'indique, elles viennent compléter les traitements conventionnels et non les remplacer.

Lorsqu'il est énoncé que : *Le médecin doit, à l'égard d'un patient qui veut recourir à des traitements insuffisamment éprouvés, l'informer du manque de preuves scientifiques relativement à de tels traitements, des risques ou inconvénients qui pourraient en découler, ainsi que des avantages que lui procureraient des soins usuels, le cas échéant,* cela revient à dire que le médecin est dans l'obligation de mettre en garde ses patients contre des méthodes thérapeutiques dont l'efficacité n'a pas été prouvée par des protocoles de recherches complexes et extrêmement coûteux, incluant des études cliniques. Or, quand la plupart des gens entendent que l'efficacité d'un traitement n'a jamais été prouvée, ils comprennent que des recherches ont été effectuées et qu'elles n'ont pas été concluantes. Ils tiennent pour acquis que des scientifiques à travers le monde explorent toutes les avenues qui sont portées à leur attention pour traiter le cancer, et que seules les plus prometteuses sont retenues et deviennent éventuellement des traitements proposés dans les centres d'oncologie de nos sociétés.

Or, la réalité est que la plupart des méthodes alternatives n'ont quasi aucune chance de recueillir les preuves scientifiques en question, non pas parce qu'elles sont inefficaces, mais tout simplement parce qu'aucune recherche sérieuse n'est faite à leur sujet. Je vais expliquer plus loin pourquoi c'est malheureusement ainsi, avec pour conséquence que de nombreuses approches alternatives valables ne voient jamais le jour.

Mais au-delà de cela, l'article 83 est également particulièrement intéressant :

Le médecin doit s'abstenir de garantir, expressément ou implicitement, l'efficacité d'un examen, d'une investigation ou d'un traitement ou la guérison d'une maladie.

On comprend donc que le médecin n'a pas le droit de « promettre » à son patient la guérison à moins d'en être totalement convaincu. Or, dans le domaine du cancer comme de bien d'autres maladies, les certitudes n'existent pas. Certes, on peut promettre à une jeune personne qu'elle récupérera entièrement et sans séquelles d'une fracture bien nette du tibia. Mais on ne pourra jamais lui garantir que son cancer ne reviendra pas. En fait, même si une personne n'a jamais eu le cancer, aucun médecin ne peut lui certifier qu'elle ne l'aura jamais. Il est donc logique qu'il peut encore moins promettre la guérison à une personne qui en a déjà souffert.

Ne pas promettre la guérison est une chose, mais aller

jusqu'à presque garantir une récidive et même la mort en est une autre. C'est pourtant ce que font souvent les médecins. On dirait qu'ils ont tellement peur de donner de faux espoirs qu'ils tombent dans l'excès contraire et vont parfois jusqu'à tuer tout espoir chez leurs patients.

Ils ne réalisent tout simplement pas l'emprise qu'ils exercent sur le moral et le subconscient des gens qui leur font confiance. Ce sont des êtres rationnels, sélectionnés pour leurs aptitudes scientifiques. Trop souvent, ils ne comprennent pas les subtilités de la psyché humaine.

Dans les sociétés primitives, les sorciers savaient très bien que leur pouvoir reposait sur la force de leur charisme, sur la foi que leurs disciples accordaient à leurs méthodes. De nos jours, dans les sociétés modernes, les médecins ont le même genre de pouvoir, le plus souvent sans le réaliser, et ils seraient les premiers à dire qu'ils ne veulent surtout pas s'en servir. Pourtant, leurs paroles ont le même effet que celles du sorcier, même ils n'en mesurent pas les conséquences.

Il y a une trentaine d'années, un ami à moi s'est suicidé.

Il souffrait depuis un certain temps d'acouphènes et sa situation devenait de plus en plus intolérable. Les bruits qu'il entendait étaient si forts et obsédants qu'il n'en dormait presque plus et avait atteint un état d'épuisement et de dépression. J'en ai touché un mot à mon chiro en lui demandant s'il pouvait faire quelque chose. Celui-ci me répondit que oui, et il me parla d'un de ses patients qui souffrait lui aussi d'acouphènes tellement violents qu'il en a fait une dépression profonde au point de devoir être hospitalisé. Après environ six mois de traitement chiropratiques, ses acouphènes ont disparu et il mène maintenant une vie tout à fait normale.

Mon chiro m'a proposé de demander à ce patient de téléphoner à mon ami pour lui faire savoir qu'il y a de l'espoir et lui raconter son expérience. Suite à cette conversation, mon ami est allé consulter ce chiro qui lui a proposé un plan de traitement avec bon espoir d'amélioration graduelle. Le praticien l'a bien prévenu que cela prendrait du temps, plusieurs mois probablement, mais qu'il pouvait espérer une guérison complète, tout comme ce fut le cas pour cet autre patient. Pour la première fois depuis longtemps, mon ami voyait une lueur au bout du tunnel ! Il a fait l'erreur d'en parler à son médecin qui lui a dit : « Mon pauvre monsieur, vous allez gaspiller votre argent ; il n'y a rien à faire contre les acouphènes ». Quelques jours plus tard, mon ami s'enlevait la vie.

Peut-on reprocher quelque chose à ce médecin qui a respecté en toutes lettres les recommandations de son code de déontologie en le mettant en garde contre une méthode qui, selon lui, n'avait pas fait ses preuves ? Mais est-ce qu'on enlève le dernier espoir à quelqu'un qui est au bout du rouleau ?

Le traitement n'avait peut-être pas fait ses preuves selon les critères scientifiques admis par ce médecin, mais il avait certainement été bénéfique à cette autre personne atteinte du même mal.

En lui enlevant ainsi tout espoir, ce médecin au jugement pour le moins déficient a, selon moi, tué mon ami aussi sûrement que s'il avait appuyé sur la détente. Après tout, qu'avait-il à perdre ? Quelques centaines, ou peut-être quelques milliers de dollars, à essayer un traitement qui a bien marché pour quelqu'un d'autre...

Qu'est-ce que cela peut bien faire, quand on en est rendu là ?

Pourtant, ce médecin croyait de son devoir de communiquer à son patient l'information qu'il connaissait, et comme la plupart des médecins, il était persuadé que si un traitement efficace existait, il en aurait entendu parler. Or, c'est complètement faux. Les médecins sont loin d'avoir entendu parler de tous les traitements efficaces qui existent.

... ses croyances et ses peurs

Les médecins connaissent ce qu'on leur enseigne et croient ce qu'ils voient. Selon la science officielle, la guérison ne peut survenir qu'à la suite d'une intervention éprouvée ; si elle se produit parfois sans cela, c'est anecdotique, de l'ordre du « miracle » et donc, on n'en parle pas.

La médecine ne nie pas l'existence des miracles, parce que de nombreux exemples sont documentés. Par exemple, pour qu'une personne soit canonisée, reconnue « sainte » par L'Église catholique, il faut présenter plusieurs cas de miracles qui sont appuyés par des rapports médicaux. Donc, la science officielle admet l'existence des guérisons inexplicables, mais, comme je le disais précédemment, elle considère cela comme anecdotique.

Pour qu'un phénomène soit scientifiquement admis, il faut pouvoir le comprendre, l'expliquer et surtout le reproduire. Quand la science n'y arrive pas, elle le met de côté comme étant « inexpliqué » et donc indigne d'intérêt. Prenons l'analogie du trèfle à quatre feuilles. Tout le monde sait qu'ils existent, mais ils sont rares et considérés comme une anomalie génétique. Aucun vendeur de semence de trèfle n'écrira sur le sac « contient des graines de trèfles à 4 feuilles », car il risquerait de se faire accuser de fausse représentation, ne pouvant garantir qu'il en poussera. Pourtant, si vous examinez tous les trèfles d'un champ, vous en trouverez certainement quelques-uns, conformément à une certaine probabilité statistique. On ne sait pas ce qui explique ce phénomène qui est considéré comme aléatoire. Si la science ne juge pas pertinent de s'y intéresser, on ne comprendra jamais ce qui le cause et comment le reproduire. Tout comme les trèfles à quatre feuilles, les guérisons inexpliquées et improbables existent et, même si la science n'a pas encore compris ce qui les explique, elles ont une cause. Mais la science ne s'y intéresse pas, car c'est un phénomène trop aléatoire, et les médecins n'en parlent pas.

Je ne crois pas qu'ils soient de mauvaise foi. Au contraire, je crois que la très grande majorité d'entre eux prennent leur devoir très au sérieux et qu'ils craignent par-dessus tout de donner de faux espoirs et de contrevenir à leur code de déontologie. Pour eux, il serait irresponsable de promettre la guérison, ou une quelconque amélioration, sans être assuré de pouvoir la livrer.

L'excellente série de Radio-Canada Nouvelle adresse (encore disponible sur Tou.tv) nous a montré de façon très réaliste et éclairante l'attitude de la médecine devant un cancer jugé incurable et la décision de la personne atteinte de tenter une approche alternative. Le personnage principal, Nathalie, apprend que le cancer dont elle se croyait en rémission s'est généralisé. Les médecins lui donnent environ un an à vivre et ne lui proposent que des traitements palliatifs.

Refusant de capituler, Nathalie consulte une

thérapeute en reprogrammation cellulaire qui lui propose de faire une démarche pour comprendre les causes du cancer qui la ronge et reprogrammer son corps pour qu'il le combatte, sans lui promettre de résultat. D'abord sceptique, Nathalie entreprend cette thérapie en se disant qu'elle n'a rien à perdre. La démarche l'amène à se libérer de sa colère et lui redonne de l'espoir.

Ce qui est particulièrement intéressant dans cette histoire, c'est de voir la réaction de Laurent, le frère médecin de Nathalie. Il est très sceptique, ce qui n'a rien de surprenant, mais il est également totalement opposé à l'idée que Nathalie puisse « oser » espérer guérir.

Il confronte la thérapeute et sa sœur, et sort de ses gonds à l'idée que cette démarche puisse lui redonner espoir, alors qu'il est convaincu qu'elle est condamnée. Pourtant, il aime sa sœur. Il veut son bien et il craint le « faux espoir » plus que tout, comme si c'était pire d'espérer que de se croire condamné. Comme si le fait de se soumettre au verdict et d'attendre la mort avait quelque chose de positif !

L'espoir est, au contraire la seule chose qui aurait pu donner une chance à Nathalie ! Malheureusement, on constate par la suite qu'elle laisse complètement tomber toute démarche alternative pour se résigner à préparer sa mort. En faisant cela, elle se condamne automatiquement.

Les croyances des médecins reposent sur les statistiques : le pourcentage de gens qui survivent et qui meurent, le pourcentage qui voient le cancer régresser après avoir reçu tel ou tel traitement. D'ailleurs, la plupart des médecins n'aiment pas qu'on emploie le mot croyance, car pour eux il s'agit d'opinions rationnelles, basées sur les faits, et non de croyances. Mais selon moi c'est la même chose.

Qu'est-ce qu'une croyance ? Selon le Larousse, c'est le « fait de croire à l'existence de quelqu'un ou de quelque chose, à la vérité d'une doctrine, d'une thèse. » En effet, les médecins croient à la vérité de ce qu'on leur enseigne à l'université et dans les publications médicales reconnues. Ils croient surtout que c'est la SEULE vérité. Or, cela est faux.

Il existe d'autres vérités dont ils n'entendent jamais parler, car ils n'ont tout simplement pas le loisir de s'y intéresser. Ils sont tellement débordés qu'ils ont à peine le temps de consulter les publications médicales officielles qu'ils sont dans l'obligation de lire, d'assister aux congrès et de prendre connaissance de tout ce qui, pour eux, représente la vérité scientifique.

Les guérisons improbables échappent donc tout simplement à leur écran radar, d'autant plus que les patients qui, comme moi, ont recours à des méthodes alternatives, n'en parlent généralement pas, de peur que leur médecin rejette leur approche du revers de la main, tente de les dissuader ou même refuse de continuer à les suivre.

Par exemple, quand j'ai annoncé à mon oncologue que j'allais faire une cure d'alimentation vivante pour désintoxiquer mon système après la chimiothérapie, et alors que j'étais en rémission, elle me l'a fortement déconseillé.

Devant ma stupéfaction face à sa réaction, je lui ai demandé pourquoi, convaincue que cela ne pouvait certainement pas faire de tort de manger des légumes crus biologiques pendant trois semaines. Savez-vous ce qu'elle m'a répondu ? « On ne change pas une formule gagnante ! » Elle voulait que je continue ma chimio de « maintien » et que je ne change absolument rien à mon régime de vie. Autrement dit, pour elle, le fait que j'aille bien était dû à un complexe et inexplicable mélange de chimie et de chance, et le fait de modifier un élément de l'équation (mon alimentation) risquait de faire revenir le cancer au galop !

Pourtant, à aucun moment pendant qu'elle me suivait, elle ne s'est intéressée à mon alimentation. Jamais elle ne m'a déconseillé le sucre ou la malbouffe, mais tout d'un coup, elle était contre une cure d'aliments sains ! Pour moi, c'est le monde à l'envers. Je savais très bien que les derniers mois, déprimée et affaiblie par trois ans de chimiothérapie, je m'étais mise à mal manger. J'avais pris du poids, je faisais des infections à répétition et j'ai même fait une crise de zona tant mon système immunitaire était affaibli. J'étais certaine que ça n'avait rien pour favoriser ma guérison à long terme.

J'ai donc suivi mon intuition en arrêtant les

médicaments, et je suis allée faire ma cure. J'ai ainsi retrouvé ma vitalité grandement compromise par la chimiothérapie, mais jamais je ne lui ai reparlé par la suite de mes démarches hors des sentiers balisés de la médecine officielle, car si elle désapprouvait une amélioration indéniable de mon alimentation, elle ne pouvait certainement pas m'encourager dans d'autres démarches encore moins conventionnelles.

Comment comprendre cela ? Je suis convaincue que ce médecin ne veut que le bien de ses patients. Elle est pleine de bonne volonté et m'a toujours traitée avec respect et humanité. Mais elle ne connaît pas grand-chose en nutrition !

Elle ne connaît pas grand-chose non plus sur le rôle des émotions dans la maladie ou la guérison. Elle ne comprend même pas le mode de fonctionnement réel des médicaments qu'elle prescrit, car personne ne peut expliquer pourquoi certains traitements fonctionnent bien pour un patient et pas du tout pour un autre. Une pharmacienne m'a confié que la pharmacologie oncologique se résume à un tâtonnement, à des essais et erreurs qui, on l'espère, finiront par donner des résultats plus positifs que néfastes pour le patient. Cela explique bien la réaction de mon médecin : ça va bien pour le moment, mais on ne sait pas vraiment pourquoi, alors surtout ne changeons rien ! Le cancer reviendra tôt ou tard, alors profitons de ce répit et croisons-nous les doigts pour qu'il dure.

La médecine croit que les cancers solides ne se guérissent à coup sûr que par l'ablation chirurgicale de la tumeur. Autrement, on peut espérer au mieux une rémission plus ou moins prolongée, mais la maladie reviendra, c'est certain.

Nous savons que les connaissances (et croyances !) de la médecine sont basées sur les statistiques et les études cliniques. Or, étant donné que la différence entre la guérison et l'échec des traitements que les médecins recommandent est de l'ordre de quelques points de pourcentage, il n'est pas étonnant qu'ils ne soient pas très optimistes.

En effet, si on se donne la peine de faire des recherches sur l'efficacité des traitements de chimiothérapie (ou de poser des questions à son médecin !), on se rend compte que les résultats sont bien peu encourageants !

Un article qui date de 2009, paru dans la revue Clinical Oncology, sous le titre : *The contribution of Cytotoxic Chemotherapy to 5-year Survival in Adult Malignancies*[5] est très révélateur. On y apprend que le taux moyen de succès après 5 ans des chimiothérapies tourne autour de 2 %.

Dans cet article, on compile les résultats des études cliniques effectués sur la chimiothérapie au cours des 20 années précédentes en Australie et aux États-Unis. Les résultats sont vraiment consternants. Le taux de survie au bout de 5 ans n'est que de 2,3 % en Australie et de 2,1 % aux États-Unis.

On a étudié les dossiers de 72 964 patients en Australie et 154 971 aux États-Unis. Avec un tel nombre de patients, on ne peut pas dire que ce n'est pas significatif ! On peut même se demander pourquoi, avec des résultats aussi désastreux, on continue de faire subir aux patients la torture de ces traitements qui, on le voit bien, ne donnent pas grand- chose.

Paradoxalement, comme le dit Kelly Turner dans son livre *Rémission radicale*[6], il existe des milliers de cas de guérison qui ne s'expliquent pas par la science médicale actuelle, mais les médecins n'en entendent jamais parler, à l'exception des cas qu'ils voient dans leur propre pratique. Kelly Turner, elle-même psychologue spécialisée en oncologie, a fait une recherche qui lui permit de répertorier des milliers de cas documentés, mais, à son grand étonnement, ce phénomène n'est jamais mentionné dans le milieu médical.

Et pour couronner le tout, même des traitements médicaux de pointe comme l'immunothérapie[7] passent souvent sous le radar de nos oncologues dont l'arsenal médical est limité à ce que nos gouvernements et assurances privées, pour ceux qui en ont, choisissent de couvrir.

Les patients qui ont le plus de chance de se les procurer sont ceux qui font eux-mêmes leur recherche et s'organisent pour trouver du financement ou se faire accepter dans des protocoles de recherche. Des gens combatifs, débrouillards et suffisamment en forme pour entreprendre ces démarches compliquées. Une rare exception, en somme.

Pas étonnant, donc, que les médecins oncologues soient aussi pessimistes. Ils ont toutes les raisons de l'être ! Ce sont des êtres humains qui côtoient la mort tous les jours et leurs patients les plus atteints sont trop souvent des personnes dans la force de l'âge, qui périclitent sous leurs yeux. C'est d'une tristesse infinie et ils en sont grandement affectés.

Souvent, ils ont plus peur du cancer que leurs patients ! Ils sont confrontés chaque jour à l'échec de leurs traitements, d'autant plus que les patients qu'ils revoient sont ceux qui ne guérissent pas. La guérison spontanée n'est pas dans leur collimateur et ils ne connaissent même pas de nombreux traitements au moins aussi efficaces, et bien moins nocifs, que ceux qu'ils prescrivent.

Toutefois, ils ne réalisent pas qu'en raison de leur souci de ne pas donner de faux espoirs, ils risquent de provoquer chez leurs patients l'attente d'une récidive quasi certaine qui finira trop souvent par arriver et les emporter.

4-La science officielle et les traitements alternatifs

Lorsqu'on leur parle de traitements alternatifs, bon nombre de gens ne veulent rien savoir, même quand la médecine officielle ne peut rien leur offrir de mieux qu'un sursis conditionnel à des traitements pénibles et débilitants. Combien de fois ai-je eu cette discussion avec des personnes qui croient qu'il s'agit certainement de fumisterie, car si c'était sérieux et efficace, leur médecin leur en parlerait et y aurait recours. La majorité des patients font confiance à la science médicale officielle pour leur proposer les meilleurs traitements susceptibles de les aider. Ils croient que les scientifiques étudient systématiquement toutes les pistes sérieuses et retiennent celles qui sont prometteuses. Or, c'est faux. Seuls les traitements susceptibles d'être brevetés et de rapporter énormément d'argent aux détenteurs de ces brevets font l'objet des recherches qui ouvrent la porte des centres d'oncologie.

La majorité des patients ne savent donc pas que, malheureusement, même avec toute la bonne volonté du monde, leurs médecins sont loin d'avoir accès à toutes les thérapies qui donnent de bons résultats et qu'un grand nombre d'entre elles sont tout simplement ignorées par la médecine conventionnelle.

Les médecins d'aujourd'hui ne peuvent pas proposer de traitements alternatifs. D'abord ils ne les connaissent pas. Lors de leur formation, ils n'apprennent aucunement ce qui peut fonctionner parmi les différentes médecines douces et, pire encore, ils n'ont carrément pas le droit d'en parler, même s'ils entendent parler d'un traitement alternatif efficace. De toute façon, la plupart des praticiens en médecine conventionnelle ont la conviction que ces traitements ne fonctionnent pas.

Comme la majorité de leurs patients, et pour les mêmes raisons, ils croient qu'il s'agit de canulars, d'attrape-nigauds destinés à voler l'argent des pauvres malades à la recherche de solutions pouvant leur sauver la vie. Ils croient aussi, comme mon oncologue, que ces méthodes peuvent nuire aux traitements conventionnels et contrecarrer leurs efforts.

Mais pourquoi donc ce refus d'accorder ne serait-ce qu'un peu d'attention aux traitements alternatifs ? Pourquoi aucune recherche officielle n'a été faite depuis une centaine d'années sur ces thérapies qui, selon de nombreux témoignages, se sont révélées efficaces pour plusieurs patients souvent carrément décomptés par la médecine officielle ? Comment en sommes-nous arrivés là ?

Nous considérons aujourd'hui ces méthodes comme « alternatives » ou complémentaires, mais il y a à peine plus d'un siècle, les malades étaient surtout soignés avec des plantes et des aliments en ayant tout de même de très bons résultats.

Évidemment on ne guérissait pas tout. Je ne renie pas les progrès de la médecine moderne. Aujourd'hui, on sauve des vies grâce aux antibiotiques qui sont des médicaments très utiles et même indispensables dans les cas d'infections graves qui résistent aux autres traitements. Toutefois on devrait y faire appel seulement en dernier recours, après avoir essayé d'autres méthodes moins intrusives.

D'ailleurs, c'est ce que la médecine officielle en vient maintenant à comprendre : que la prescription à outrance d'antibiotiques cause la résistance des bactéries qui fait que, justement, on a de plus en plus de difficultés à obtenir des résultats quand on en a vraiment besoin. Par contre, si on les utilisait seulement lorsque c'est réellement nécessaire, on aurait beaucoup moins de problèmes.

Il faut savoir que ce rejet des traitements naturels ou alternatifs par la science officielle a commencé autour de 1910, avec le rapport Flexner.

Abraham Flexner a été embauché par John D. Rockefeller pour parcourir les États-Unis et le Canada afin « d'évaluer » l'efficacité des thérapies enseignées dans les facultés de médecine et autres établissements de santé. À cette époque, on en trouvait dans pratiquement toutes les universités. On y enseignait et recommandait différents traitements qui étaient tous plus ou moins naturels, à base de plantes. Il y avait aussi l'homéopathie qui était, croyez-le ou non, reconnue et recommandée jusqu'aux environs du milieu du XXe siècle. Elle est encore d'ailleurs toujours reconnue et utilisée par la médecine dans de nombreux pays d'Europe. Toutefois, en Amérique, la science officielle la considère comme du charlatanisme.

Rockefeller souhaitait à l'époque prendre le contrôle de l'industrie pétrolière, pétrochimique, et pharmaceutique, après la découverte que l'on pouvait fabriquer des médicaments à partir de dérivés du pétrole.

Son entreprise, la Standard Oil, a commencé à investir massivement dans cette jeune industrie pharmaceutique en s'associant à ses principaux concurrents, Andrew Carnegie et JP Morgan, tout en offrant à d'autres une participation de moindre importance dans la Standard Oil.

Ceux qui ont refusé de collaborer ont tout simplement été écrasés selon David Hoffman, biographe de Rockefeller.[8]

Flexner était également chargé de découvrir quelles étaient les facultés de médecine où l'on serait ouvert à effectuer des recherches sur ces nouveaux traitements chimiques.

Le rapport produit par Flexner s'intitulait « Medical Education in the United States and Canada » (la formation médicale aux États-Unis et au Canada).

Il n'est pas surprenant que Flexner, financé par ce cartel de magnats du pétrole, ait conclu que tous les traitements n'ayant pas recours aux médicaments pharmaceutiques se résumaient à du charlatanisme.

Rockefeller et ses associés ont approché les institutions intéressées à étudier les traitements d'origine pétrochimique en leur promettant d'importantes sommes d'argent pour soutenir leurs activités, ainsi que des médicaments pour faire des essais, à la condition qu'elles arrêtent d'étudier les thérapies d'autre provenance. Cela impliquait évidemment tous les médicaments à base de plantes et les traitements naturels.

On a signifié aux facultés de médecine américaines qui enseignaient la médecine bioélectrique, l'homéopathie ou la médecine orientale de retirer ces cours de leur curriculum, sinon elles perdraient leur accréditation et tout soutien financier. Quelques facultés de médecine ont résisté au début, mais éventuellement seules celles qui ont accepté ont survécu.

Le même scénario s'est produit au Canada. En Angleterre, on a tenté d'éliminer l'homéopathie, mais cela a échoué grâce à l'intervention de la famille royale britannique qui appréciait beaucoup les soins qu'elle recevait d'homéopathes depuis le XIXe siècle.

Les institutions qui ont collaboré sont évidemment devenues de hauts centres de recherche très reconnus, car elles bénéficiaient d'un financement que ne pouvaient égaler leurs concurrents. C'est là où s'effectuait dorénavant toute la recherche sur les traitements de pointe. Petit à petit, à cause de ces moyens énormes, on a réussi à y attirer les plus brillants chercheurs, les meilleurs étudiants et les professeurs les plus renommés. C'est ainsi que ces centres de recherches sont devenus les institutions de grande réputation dont on entend parler aujourd'hui et que les autres ont fini par mourir tranquillement faute d'étudiants, de professeurs respectés et d'argent.

Aux États-Unis, les facultés de médecine étaient au nombre de 160 en 1906 (avant le rapport Flexner). Leur nombre est passé à 85 en 1920 et à 69 en 1944, qui toutes fonctionnaient selon les critères mis de l'avant par Rockefeller et ses associés.

Comme la condition imposée par ces financiers était que l'on se concentre exclusivement sur les médicaments d'origine pétrochimique et que l'on mette de côté les autres traitements d'origine naturelle, ces derniers ont graduellement perdu toute crédibilité, faute d'études sérieuses démontrant leur efficacité.

Il faut comprendre que les produits naturels ont plusieurs caractéristiques. D'abord, ils ne coûtent généralement pas cher à produire. Dans la plupart des cas, ce n'est pas très coûteux de produire des médicaments directement à partir de plantes. Ensuite, ils ne sont pas brevetables, et ne peuvent donc pas être protégés par la loi. Par conséquent, tout le monde peut les copier.

Ceux qui prétendent que les compléments alimentaires

représentent un lucratif marché ne réalisent pas à quel point les médicaments brevetés ne sont pas dans la même ligue. Je ne nie pas qu'une entreprise qui fabrique des compléments alimentaires puisse faire des profits intéressants, mais ça n'a rien à voir avec les énormes bénéfices réalisés par l'industrie pharmaceutique.

Quand vous avez payé 80 ou 100 $ pour un flacon de vitamines ou d'un autre complément, vous avez acheté un produit très haut de gamme. La plupart se vendent bien moins cher que cela. Si vous achetez des médicaments sur ordonnance, vous pouvez facilement constater (même si c'est l'État ou votre assureur qui paie) que les coûts atteignent souvent des centaines, voire des milliers de dollars.

Par exemple, j'ai pris pendant plus d'un an un médicament contre le cancer qui coûtait près de 5000 $ par mois. Les sommes en cause n'ont absolument rien à voir !

Donc, lors de leur formation, les médecins se sont mis à entendre parler uniquement des bienfaits des produits pharmaceutiques. S'il existait un produit naturel tout aussi efficace en ayant moins d'effets secondaires et en étant moins coûteux, ils n'en étaient tout simplement pas informés. Et lorsqu'un tel produit finissait par devenir trop populaire, comme ce fut le cas de plusieurs traitements alternatifs contre le cancer au fil des ans, on se dépêchait de le discréditer en affirmant qu'il s'agissait de poudre de perlimpinpin, que ça ne fonctionnait pas.

Mais encore là, comparons. C'est certain qu'il n'existe aucun traitement qui fonctionne dans 100 % des cas. Si on considère qu'il s'agit de charlatanisme parce que ça ne marche pas pour tout le monde, et bien on peut dire la même chose des traitements médicaux conventionnels contre le cancer qui, souvent, ne fonctionnent bien que pour une minorité de patients.

Quand il s'agit d'un antibiotique, on peut normalement prévoir comment la maladie va évoluer. Si, après avoir fait une culture, on constate que la bactérie n'est pas résistante au produit en question, on a de très fortes chances que la maladie infectieuse régresse. Mais dans le cas des médicaments contre le cancer, ce n'est pas la même histoire. Lorsqu'on obtient un taux de 10, 20 ou

30 % de réponses positives, on est très satisfait. En fait, les études n'ont qu'à démontrer que le médicament est plus efficace de quelques pourcentages qu'un placebo pour qu'un médicament soit homologué.

Toutefois, contrairement au placebo, la plupart des médicaments contre le cancer sont toxiques et ont énormément d'effets secondaires. Si la majorité des produits utilisés en oncologie augmentent aussi peu les chances de survie des patients à 5 ans c'est, souvent en raison de ces effets secondaires. Autrement dit, si on ne meurt pas directement du cancer, on meurt à cause du traitement contre le cancer.

Tous les centres de recherche médicale ont donc été convertis à l'étude exclusive des produits chimiques en raison des intérêts financiers d'investisseurs, et non pas en raison du manque d'efficacité des traitements naturels. C'est pour cela que, lorsque vous parlez à votre médecin d'un traitement alternatif dont vous avez eu vent, il est fort probable qu'il ne le connaisse pas. Il va vous dire que son efficacité n'est pas prouvée. Évidemment qu'elle n'est pas prouvée ! Démontrer scientifiquement l'efficacité d'un traitement, au-delà des cas anecdotiques du type : « cela a marché pour telle ou telle personne », coûte des millions et des millions de dollars. Il faut tenir des essais cliniques qui doivent également être approuvés par les autorités médicales, ce qui nécessite, en plus de sommes énormes, une certaine crédibilité dont ne jouissent pas les promoteurs de traitements alternatifs, car ils ne sont pas dans le circuit médical conventionnel. C'est un cercle vicieux dont il est impossible de sortir. Ces recherches ne se font quasi jamais.

Et, pire encore, lorsque ces recherches ont lieu malgré tout, les résultats sont étouffés. Il y a, par exemple, le cas de ce biologiste français maintenant décédé, Gaston Naessens, qui a mis au point un médicament qui a connu beaucoup de succès contre le cancer. On a tenté de le discréditer. On l'a traîné en justice et des dizaines de patients sont venus témoigner en sa faveur, mais il a dû par la suite se cacher pour poursuivre ses recherches.

Ce biologiste a éventuellement payé un institut américain renommé pour effectuer des essais sur son traitement. Évidemment, il ne s'agissait pas d'études cliniques sur des humains, car il ne disposait pas du budget nécessaire, mais simplement d'essais préliminaires en laboratoire.

Les chercheurs ont donc étudié son médicament sans savoir de quoi il s'agissait, et ils ont été épatés des résultats. Ils ont conclu que cela justifiait de poursuivre les recherches.

Toutefois, lorsque les autorités ont su qui était l'inventeur et de quel traitement il s'agissait, soudainement on a refusé de poursuivre les recherches. Pourquoi ? Parce que ce biologiste, avec son médicament, a été mis sur une liste noire en Europe parce qu'il avait trop de succès et qu'il faisait concurrence à la médecine conventionnelle. Cela s'est aussi produit parce que certains malades qu'il avait traités étaient décédés. Pourtant, lorsqu'une personne décède alors qu'elle reçoit des traitements conventionnels, on trouve cela normal. Après tout, on ne peut pas sauver tout le monde !

Selon Bernie Sanders, sénateur démocrate et ancien président du sous-comité sénatorial américain sur la santé et le vieillissement, 400 000 personnes meurent chaque année aux États-Unis à cause d'erreurs médicales dans les hôpitaux. Et cela est sans compter les patients qui décèdent à cause de complications liées aux traitements eux-mêmes et d'infections nosocomiales.

Mais lorsqu'un patient décède alors qu'il a recours à un traitement alternatif, souvent en phase terminale après avoir tout essayé et été décompté par la médecine conventionnelle, on n'hésite pas à se lancer dans une chasse aux sorcières contre le thérapeute qui a essayé de l'aider.

En Amérique, on assiste depuis un siècle à une campagne sans relâche de désinformation et de dénigrement contre les médecines parallèles et les thérapies naturelles et cela a pour effet d'empêcher celles-ci de rejoindre la masse de la population.

Par exemple, on peut voir régulièrement dans les médias des cas montés en épingle de thérapeutes alternatifs ayant abusé de leurs patients ou encore ayant soi-disant causé la mort d'une personne « trop naïve » qui a fait confiance au traitement recommandé.

Je ne dis pas que les mauvais traitements, la négligence, ou même les cas d'agression n'existent pas chez les thérapeutes alternatifs. Bien sûr que cela existe. Ces thérapeutes ne sont pas tous compétents ou intègres ! Mais la couverture que l'on fait de ces cas dans les médias reflète souvent bien plus le désir de généraliser et de dénigrer ces thérapies en général que d'exposer les faits.

Par contre, lorsqu'un médecin est poursuivi pour agression ou négligence, on ne fait pas les mêmes généralisations. Un médecin malhonnête ou incompétent est présenté comme un cas isolé. C'est l'essence même de l'art de la désinformation.

Lorsque l'on cherche des solutions alternatives pour favoriser sa guérison, il est important d'être conscient que cela existe. Il y a une véritable chasse aux sorcières contre les traitements alternatifs. Les preuves sont nombreuses, il suffit d'explorer Internet pour s'en assurer. J'en mentionne quelques-uns dans ce livre, mais si vous poursuivez les recherches par vous-même, vous en trouverez énormément.

Ainsi, au mieux votre médecin ne connaît absolument pas les traitements alternatifs ou naturel ou, au pire, il en a entendu parler comme étant inefficaces ou même dangereux selon l'establishment médical. C'est ce que l'on fait quand un produit « menace » de prendre trop de place dans le lucratif marché du cancer.

En effet, imaginez un seul instant qu'on admette officiellement qu'il existe, contre le type de cancer présent dans votre corps, un traitement qui ne coûte presque rien, qui est efficace et qui engendre peu d'effets secondaires. Évidemment, tout le monde se précipiterait dessus. Sauf que ça serait beaucoup trop menaçant pour l'industrie pharmaceutique qui veut que vous continuiez à consommer ses produits. De plus en plus, le cancer est traité comme une maladie chronique. Ce fut mon cas, par exemple. La forme de cancer dont j'étais atteinte n'est pas mortelle à court terme : j'ai eu uniquement des métastases cutanées « en cuirasse » au niveau de la région de la poitrine. On peut vivre très longtemps avec cela, si ça ne se propage pas aux organes vitaux. Mais, évidemment, il faut garder la maladie sous contrôle.

Qu'est-ce que cela signifie ? Cela veut dire que j'étais considérée comme une malade chronique avec un cancer incurable. Il fallait, selon la médecine officielle, que je poursuive, tous les jours et à vie, des traitements qui coûtent une fortune. Alors, si je survis comme ça pendant 10 ans, que j'écoute bien sagement mon médecin et que je prends ces médicaments-là pendant tout ce temps, j'aurai coûté à l'État au bas mot plusieurs centaines de milliers de dollars. Encore heureux qu'ici, on ait la chance que nos traitements soient pris en charge ! Par contre, si je suis considérée comme guérie, je n'ai évidemment plus besoin de médicaments et je ne rapporte plus rien à l'industrie pharmaceutique.

En ce qui me concerne, j'ai fait mon choix il y a maintenant plus de 10 ans. Alors que ma rémission était encore récente, j'ai décidé que je me considérais dès lors guérie pour toutes les raisons que j'ai déjà énumérées. Je continue à prendre, à titre de prévention contre une éventuelle récidive et pour leurs nombreux autres bienfaits, des compléments que je sais être efficaces pour prévenir les récurrences de cancer et qui ne coûtent pas plus de quelques dizaines de dollars par mois.

Je m'efforce aussi d'avoir une alimentation saine, à limiter énormément ma consommation d'aliments à indice glycémique élevé, à faire de l'exercice et surtout, je continue à faire le nécessaire pour nourrir mon âme et guérir mes blessures psychiques en profondeur.

Je suis convaincue que je préviens une récidive par ces moyens naturels. Et si toutefois la maladie devait réapparaître un jour, j'aurai, pendant plusieurs années, purifié mon organisme en arrêtant de prendre des médicaments toxiques. Je serai ainsi en bien meilleur état pour entreprendre une nouvelle chimiothérapie, si nécessaire, et en venir à bout encore une fois.

Cela est ma décision. Quelle est la vôtre ? Je ne vous demande pas, encore une fois, de croire tout ce que je vous dis et de suivre mon exemple. Je vous invite simplement à faire des recherches et à vous dire que si vous êtes dans la catégorie des patients en rémission prolongée, vous avez d'autres options que d'uniquement continuer à prendre des produits chimiques toxiques pour empêcher le cancer de revenir. Vous pouvez essayer bien autre chose, en plus ou à la place.

Toutefois, il est certain que votre médecin ne peut pas approuver cela. Même si, à la limite, il croit que c'est une bonne idée, il ne peut vous soutenir dans cette démarche, au risque de perdre son droit de pratique. Mais, dans la majorité des cas, je peux vous assurer qu'il ne réalise même pas que ces approches sont valables. Les médecins n'en savent absolument rien, parce que ça ne leur est pas enseigné, parce que ce n'est écrit dans aucune publication médicale officielle et parce qu'ils n'ont pas le temps de faire des recherches personnelles, tant ils sont débordés de travail. Ils se disent que s'il existait un traitement peu coûteux, sans effet secondaire, facile d'accès, etc., et bien ça se saurait et on en parlerait au prochain congrès médical. Or, je viens de vous exposer pourquoi ça n'arrivera jamais.

La dictature de la science matérialiste

Plus je cherche, plus je fouille et plus je me renseigne, et plus je réalise que notre médecine est à l'âge de pierre.

La plupart des scientifiques sont prisonniers d'un système de croyances matérialiste qui considère l'esprit comme une manifestation de phénomènes physiques et biochimiques. Ils ne croient pas qu'il existe une réalité en dehors de la matière et que la conscience influence ce qui se passe dans le corps.

Pourtant, de nombreuses études ont conclu que notre conscience n'est pas enfermée dans notre crâne, mais serait plutôt un phénomène qui dépasse les limites de notre corps physique, capable de traverser l'espace et le temps.

On sait aujourd'hui que les pensées sont une forme d'émission de biophotons, ces particules de lumière porteuses d'énergie émises par tous les organismes vivants : plantes, animaux, êtres humains. Elles créent une énergie qui émane de nous en permanence. Le fait d'orienter ses pensées vers un objectif précis, ce que les scientifiques appellent 'l'intention' ou 'l'intentionnalité', semble produire une énergie assez puissante pour transformer la réalité physique[9], explique Lynne Mc Taggart, auteure à succès de réputation internationale, journaliste scientifique américaine primée et figure de proue parmi ceux qui se consacrent à l'étude de la conscience humaine.

Dans son ouvrage révolutionnaire intitulé *La Science de l'intention*, elle démontre, données scientifiques à l'appui, que l'influence de la pensée ne serait pas une simple croyance et qu'elle peut en effet influencer la réalité.

De nombreuses recherches sur la conscience humaine en lien avec la physique quantique, menées par d'éminents scientifiques du monde entier comme le physicien Fritz-Albert Popp de l'Institut international de biophysique ou le Dr Gary Schwartz, professeur de psychologie, de médecine et de neurologie à l'université de l'Arizona, démontrent que ce potentiel sommeille en chacun de nous.

« Les plus récentes études sur l'effet de l'esprit sur la matière, précise Mc Taggart, semblent indiquer que l'intention a des effets variables qui dépendent de l'état du sujet, ainsi que du moment où il émet une pensée et de l'endroit où il se trouve.

L'intention a déjà été employée dans maints domaines,

notamment pour guérir des maladies, modifier des processus physiques et influencer des événements. Il ne s'agit pas d'un don spécial, mais d'une compétence apprise et aisément enseignée.

En réalité, nous utilisons tous déjà l'intention dans de nombreux aspects de notre vie quotidienne. »

5-L'effet de l'esprit sur la matière

On voit donc que la science fondamentale d'aujourd'hui est rendue bien plus loin que les thèses sur lesquelles s'appuie la médecine actuelle, mais c'est comme s'il existait un mur séparant les deux mondes. L'intuition, par exemple, est complètement ignorée par les scientifiques matérialistes qui sont les seuls jugés crédibles par la communauté médicale. Pourtant, nier la réalité et l'utilité de l'intuition équivaut à renier de nombreux moments décisifs de l'histoire scientifique. Sans intuition, pas de progrès, pas de changement de paradigme. On se contente de remâcher le connu. C'est l'intuition qui amène la nouveauté, la créativité.

La science a besoin de 2 jambes pour avancer : l'intuition pour trouver de nouvelles hypothèses et la démarche scientifique pour les vérifier. Les scientifiques qui nient l'importance ou l'existence même de la première font fausse route. Ils se privent de la plus importante source d'information qui soit. Les médecins qui prétendent ne pas se servir de leur intuition sont soit malhonnêtes, soit dans le déni de la réalité, car sur quoi d'autre peuvent-ils bien baser leurs hypothèses et leurs investigations ? D'accord, ils doivent se reposer sur des tests objectifs pour confirmer leur intuition, mais cette dernière demeure à l'origine de leur démarche. De quel droit peuvent-ils alors prétendre refuser à leurs patients le droit de recourir à cet extraordinaire outil pour leur propre bien-être ? Qui d'autre peut prétendre avoir accès à toutes les données pouvant mener sur le chemin de la guérison que le patient lui-même ? L'intuition est notre meilleur atout et apprendre à s'en servir est primordial pour espérer guérir. J'y reviendrai plus loin, au chapitre 7.

Dans son ouvrage *Reinventing Medicine*[10], le Dr Larry Dossey, un éminent médecin texan, parle des trois périodes de la médecine moderne et de la manière dont elle a progressé depuis la seconde moitié du XIXe siècle.

Il qualifie la première période d'ère de la « médecine mécanique » qui aurait commencé aux environs de 1860. La médecine de cette période croit que la santé et la maladie sont des phénomènes d'origine totalement physique et que toutes les formes de thérapie doivent par conséquent être de nature physique comme la chirurgie et les médicaments. Selon les croyances de l'ère de la médecine mécanique, l'esprit et la conscience sont essentiellement le fruit du fonctionnement du cerveau.

La seconde période aurait, selon Dossey, débuté peu après la Seconde Guerre mondiale. Les médecins ont commencé à réaliser que les maladies avaient un composant psychosomatique, c'est-à-dire que les émotions peuvent influencer le fonctionnement du corps. Par exemple, on constate que le stress peut causer des ulcères d'estomac et des infarctus.

La troisième période, qui est en train d'émerger, va plus loin en proposant que l'effet de la conscience n'est pas confiné dans le corps. La conscience, qui est sans limites, peut influencer non seulement le corps d'une personne, mais également celui d'autrui. On a pu mesurer cela dans des études qui démontrent, par exemple, que les personnes auxquelles on pense et pour lesquelles on prie guérissent mieux que celles qui n'ont personne pour leur envoyer de l'énergie positive.

Cela va évidemment très loin et dépasse le sujet de ce livre, mais je mentionne cela simplement pour illustrer à quel point notre oncologie québécoise est arriérée à ce niveau.

À titre d'exemple, le livre *Le pouvoir anticancer des émotions,* publié en 2012 par le Dr Christian Boukaram,[11] a été accueilli avec scepticisme et a suscité la controverse à sa sortie.

Le Dr Boukaram est pourtant un radio-oncologue reconnu. Il a, entre autres, contribué à l'introduction de la radiochirurgie à l'hôpital Maisonneuve-Rosemont, une technique innovante qui permet de traiter les tumeurs de façon ultra-précise sans intervention chirurgicale.

Dans cet ouvrage, le Dr Boukaram explore l'impact des émotions, du stress et de l'environnement sur le développement du cancer. En s'appuyant sur des recherches récentes, il adopte une perspective biopsychosociale, qui reconnaît les interactions complexes entre le corps, l'esprit et le milieu de vie. Le livre encourage une approche intégrative, combinant traitements médicaux conventionnels et thérapies complémentaires (comme la méditation ou l'hypnose), pour mieux accompagner les patients.

Le livre a suscité des réactions variées. Certains critiques craignent qu'une telle vision puisse culpabiliser les patients, en laissant entendre qu'ils pourraient être responsables de leur maladie en raison de leur état émotionnel. Boukaram réfute cette interprétation, précisant que son ouvrage vise à renforcer les ressources personnelles des patients, pas à imposer une vision culpabilisante. En revanche, heureusement, ses idées ont aussi été saluées pour leur humanité et leur valorisation des approches complémentaires, souvent négligées en oncologie conventionnelle.

Nous en sommes donc pratiquement encore à l'ère mécanique où, trop souvent, le corps médical ne reconnaît même pas le rôle de la conscience dans la guérison des patients eux-mêmes. Il est plus que temps de passer à l'ère du postmatérialisme scientifique.

Heureusement, de plus en plus de scientifiques souhaitent un changement de paradigme. Je vous invite à découvrir le Manifeste pour une science post-matérialiste, élaboré par un groupe de scientifiques de renommée internationale issus de divers domaines (biologie, neurosciences, psychologie, médecine, psychiatrie) et soutenu par de nombreux autres éminents chercheurs. Son contenu intégral figure en annexe, et j'attire particulièrement votre attention sur le point 8, qui traite de l'influence du psychisme sur la biologie.

La maladie, un mécanisme de survie ?

Lutter, se battre, vaincre, éradiquer, détruire le cancer. Armes, arsenal, munitions contre le cancer. Tout ce vocabulaire guerrier véhicule l'image que le cancer est un ennemi qui nous attaque et que seuls les courageux et les chanceux arriveront à le vaincre. Or, le cancer fait partie de nous. C'est un phénomène produit par notre corps, et non un ennemi provenant de l'extérieur et contre lequel il faut se défendre, comme les virus et les bactéries.

J'ai toujours été réfractaire à cette idée qu'il faille faire la guerre à une partie de soi, fusse-t-elle déréglée et dérangeante. Cela va à l'encontre de ce que j'ai appris en étudiant le coaching d'intégration avec Debbie Ford[12].

Je sais que ce n'est pas en rejetant une partie de soi que l'on peut espérer guérir. Notre être est composé d'ombre et de lumière et c'est en accueillant et intégrant les deux que l'on peut aspirer au bonheur et à la réalisation de soi. Cela est vrai pour le psychisme et c'est également vrai pour le corps. C'est d'ailleurs en grande partie pour cela que j'étais aussi réfractaire à la chimiothérapie.

Même si cela peut sembler étrange à première vue, je suis en effet convaincue que le corps ne crée pas le cancer pour nous tuer. Le corps souhaite par-dessus tout rester en vie et s'il permet à ces cellules anarchistes d'exister, c'est qu'il les considère comme faisant partie du processus de survie. Ne serait-il pas utile de comprendre comment cela se passe ?

Je vais aborder ici un sujet tabou, la *Nouvelle médecine germanique* du docteur Gerhart Hamer et la *Biologie totale* qui en est un dérivé.[13] Ces approches ont bien mauvaise presse et sont qualifiées de dangereux charlatanisme par l'establishment médical. C'est bien dommage, car on ignore ainsi complètement les très intéressantes hypothèses mises de l'avant par ces théories.

La médecine les rejette parce qu'elles prétendent pouvoir guérir les patients atteints de cancer par une forme de thérapie psychologique seulement et refusent les traitements conventionnels. Le docteur Hamer, un oncologue allemand très réputé avant de devenir un paria, a accompagné vers la guérison de nombreux patients avec son approche, la *Médecine nouvelle germanique* (MNG)[14]. Malheureusement toutefois, certains sont morts sans avoir reçu les traitements médicaux conventionnels et c'est ce qui a fait que l'on s'en est pris à lui. Pourtant, des dizaines de personnes en rémission ont témoigné des résultats positifs qu'elles ont obtenus.

Cela mérite que l'on s'y attarde un peu. Certes, l'approche de Hamer ne fonctionne pas à 100 %. Mais on ne peut nier que les services d'oncologie des hôpitaux voient mourir des patients tous les jours. De toute évidence, leurs méthodes ne fonctionnent pas à 100 % non plus. Mais comme elles sont « officiellement reconnues », on ne les embête pas.

Comment peut-on espérer qu'une nouvelle approche puisse voir le jour et se perfectionner si on l'exclut parce qu'elle ne fonctionne pas toujours assez rapidement ? Car c'est cela, le problème. Très souvent, les gens découvrent la présence du cancer en eux alors qu'il est déjà bien avancé.

Or, nous savons tous que de résoudre des problèmes psychologiques profonds peut prendre un long moment. Ces patients n'ont tout simplement plus assez de temps. D'autre part, il est loin d'être certain que les traitements médicaux conventionnels auraient pu aider les personnes qui ont succombé après avoir reçu des soins selon l'approche de Hamer. Mais cela, on ne le saura jamais.

De toute façon, il n'est pas du tout nécessaire de refuser les traitements conventionnels pour profiter des enseignements de la *Médecine nouvelle germanique*. Qu'est-ce qu'il peut y avoir de mal à tenter de trouver les causes profondes de l'apparition d'une maladie tout en recevant un traitement qui contribue à l'éradiquer ?

C'est ce que moi, j'ai fait. J'ai dû recourir à la chimio parce que les approches alternatives, y compris psychologiques, ne suffisaient pas à faire partir assez rapidement le cancer tenace présent dans mon corps. Mais je suis convaincue que c'est parce que l'on traite uniquement les symptômes, et non la cause, que l'on voit tant de cancers revenir.

Selon la MNG, le cancer est en fait un mécanisme de défense du corps face à un choc ou à un stress psychologique traumatisant impossible à gérer, un « surstress ». Ce que nous appelons « maladie » fait en réalité partie d'un programme biologique bien fondé prévu par la nature pour assurer notre survie lorsque les circonstances la menacent.

La maladie serait le système de défense d'un organisme qui, incapable de gérer psychiquement l'émotion, ferait porter le stress par le corps. Chaque type d'émotion touche une zone précise du cerveau et déclenche une réaction dans l'organe relié à cette zone. Par conséquent, si l'on réussit à résoudre le problème psychique en cause, cela fait disparaître le message de maladie envoyé par le cerveau. Le corps peut alors retrouver son équilibre, ce qui se traduit automatiquement par la guérison.

Prenons une image pour illustrer ce phénomène. Supposons par exemple qu'une personne fume énormément. Les alvéoles de ses poumons sont remplis de goudron et d'autres substances qui les empêchent de faire leur travail qui consiste à faire passer l'oxygène de l'air dans le sang. L'organisme manque littéralement d'oxygène et le cerveau s'en aperçoit. Il vit un surstress et sent sa survie menacée. Pour remédier à la situation, il ordonne aux poumons de produire plus de cellules pour arriver à faire le travail d'oxygénation. Les poumons créent alors des cellules pulmonaires hyper performantes, qui ne meurent jamais et se reproduisent à l'infini : c'est le cancer. Ce cancer n'est donc pas apparu par hasard, et encore moins pour tuer la personne, mais bien pour compenser la mauvaise oxygénation de l'organisme en raison des alvéoles pulmonaires obstrués.
C'est en fait un mécanisme de survie qui a mal tourné.

Dans un tel cas, c'est un phénomène purement physique, car le surstress vécu par l'organisme est causé par l'usage excessif de tabac. Toutefois le même phénomène peut se produire chez une personne qui ne fume pas, si elle vit un stress émotionnel intense qui lui donne l'impression d'étouffer, de manquer d'air. Son cerveau, qui perçoit comme une menace réelle d'asphyxie cet état émotionnel, peut déclencher un cancer du poumon chez un non-fumeur exactement comme chez un fumeur.

Cet exemple représente une simplification des théories de Hamer et de la biologie totale qui sont en fait bien plus élaborées et méritent sans aucun doute que tous les chercheurs sincères dans le domaine du cancer s'y intéressent. Leur conclusion globale, tout comme celle de nombreux autres spécialistes, est que la maladie a toujours un sens, qu'elle est utile et même vitale pour la survie de l'individu qui fait face à un stress que le cerveau ne sait comment gérer autrement. [15]

La maladie physique serait comme une sorte de fusible qui saute afin d'éviter que le système nerveux ne grille complètement. De plus, le fait qu'un événement va déclencher ou non une réaction biologique (une maladie) n'a rien à voir avec sa nature (accident, échec, divorce, licenciement, etc.), mais avec la façon dont la personne le vit (dévalorisation, rancœur, peur, colère, résistance, etc.). En effet, chacun de nous réagit différemment aux événements stressants qui surviennent dans notre vie. Par exemple, une personne qui perd son emploi pourra ressentir une grande détresse susceptible de déclencher une maladie, alors qu'une autre verra la situation comme une occasion positive de réorienter sa carrière.

Cela revient encore une fois à dire que si l'on n'a pas le pouvoir de transformer les événements que nous vivons, nous avons celui de choisir l'attitude que l'on a face à ceux- ci. Lorsque l'on comprend que le cancer est en fait un mécanisme de défense et de protection de l'organisme, on cesse de le voir comme un ennemi, de vouloir le détruire, l'anéantir. On change de stratégie. En recherchant le surstress qui fait que l'organisme produit un cancer pour se protéger, on peut arriver à trouver la cause de la maladie et à la régler une fois pour toutes.

Combattre le cancer, c'est comme tout faire pour tuer des insectes qui envahiraient votre maison. Ces insectes sont là parce qu'un animal mort se décompose au sous-sol. Le rôle des insectes, c'est de travailler à la décomposition du cadavre. Vous aurez beau tuer les insectes, il en reviendra d'autres tant que l'animal mort sera présent dans le sous-sol. Si vous le trouvez et le faites sortir de votre maison, les insectes s'en iront aussi et ne reviendront pas. Lorsque l'on reçoit un traitement contre le cancer qui fonctionne, on se débarrasse des « insectes » et c'est la rémission. Mais si la cause est encore là, ils reviennent éventuellement et c'est la récidive.

La Médecine nouvelle germanique est un outil permettant d'identifier la cause, l'animal mort. Certains thérapeutes qui la pratiquent prétendent qu'il n'est pas nécessaire d'utiliser d'insecticide si l'on sort le cadavre de la maison. C'est pour cela qu'on les critique tant. La médecine officielle fait toutefois la grave erreur de rejeter le bébé avec l'eau du bain.

Pourquoi ne pourrait-on pas se servir d'insecticide pour éliminer les insectes rapidement ET rechercher le cadavre pour éviter qu'ils reviennent ? N'est-ce pas, dans bien des cas, la meilleure stratégie ? Dans mon cas, j'ai essayé de rechercher le cadavre sans recourir aux insecticides, et cela n'a pas marché. J'ai dû me résoudre à utiliser les produits toxiques auxquels j'avais toujours été opposée. Je sais qu'il est possible de s'en passer, puisque je connais des gens qui ont vécu une rémission sans y avoir recours. Mais tous les cas sont différents. J'ai compris qu'il me fallait abandonner mes jugements et accepter que je n'avais plus le temps d'attendre de trouver le véritable cadavre qui causait tous mes problèmes, parmi le grand nombre de causes possible qui cohabitaient dans mon sous-sol (inconscient). L'insecticide est une bonne chose, car il permet de gagner du temps. Mais le seul moyen d'arriver à une guérison complète est d'identifier et de régler la cause profonde.

Certes, des gens guérissent sans faire de démarche de ce type. Hamer explique que l'on peut développer un cancer suite à une situation qui se résoudra d'elle-même. On peut aussi faire, sans le savoir, les changements nécessaires à sa guérison. Toutefois, si vous êtes face à une récidive ou à une maladie ayant atteint un stade soi-disant incurable, il y a fort à parier que la cause profonde, le cadavre qui pourrit dans le sous-sol, est encore là. Vous devez absolument le débusquer et le faire sortir de votre maison pour espérer guérir une bonne fois pour toute.

J'espère démontrer que rien ne sert de faire la guerre au cancer. Il n'est pas utile de le voir comme un ennemi à abattre. Ces cellules hyperperformantes jouent tout simplement le rôle que le cerveau leur a attribué, celui de permettre à l'organisme de s'adapter à une situation de surstress intolérable. Dans la métaphore que j'ai utilisée, rien ni personne n'est un ennemi. Les insectes font juste leur travail et l'animal en décomposition n'est pas non plus un ennemi, il n'est qu'un tas de matière qui ne se trouve pas au bon endroit.

Cette matière n'est tout simplement plus utile sous cette forme et elle doit être recyclée. Combien de personnes, de situations, d'émotions agissent dans nos vies comme des cadavres qui devraient être enterrés pour se décomposer, retourner à la terre et reprendre leur place dans le cycle de la vie au lieu de pourrir dans notre inconscient ?

Selon moi, tant que l'on entretient de la haine pour une partie de soi, quelle qu'elle soit, on ne peut véritablement guérir. La guérison complète survient d'elle-même lorsque l'harmonie est rétablie entre toutes les parties de soi, pas avant.

Le cancer, ça commence par une cellule de notre corps qui « décide » de ne pas se comporter comme prévu, parce qu'elle se croit investie d'une mission. Elle est censée vivre un certain laps de temps, se reproduire un certain nombre de fois, puis mourir. Au lieu de cela, la cellule cancéreuse se reproduit à l'infini et ne meurt jamais.

En fait, cette cellule est comme ces êtres narcissiques qui, tellement convaincus de leur importance, veulent être toujours plus riches et puissants. Ils cherchent à s'approprier toutes les ressources au détriment de ceux qui les entourent. Si ces personnes avaient seulement la possibilité de créer des clones d'elles-mêmes à l'infini et de vivre éternellement, elles le feraient sans hésitation.

Nous avons tous en nous un être narcissique qui souhaite régner en maître du monde. Lui faire la guerre est-il la solution ?

Mon cheminement m'a appris que tout ce à quoi on

résiste persiste. Plus on adopte une attitude guerrière face au cancer, et plus la partie de soi qui l'a créé va avoir envie de résister. Cela ne veut pas dire de capituler non plus, évidemment, mais de tout faire pour résoudre le problème qui fait que cet aspect de soi se croit tellement indispensable et lui donner ce dont il a besoin pour s'apaiser.

Je reviendrai plus loin sur les méthodes pour ouvrir le dialogue avec ces aspects de soi enfouis dans notre inconscient qui, somme toute, ont bien besoin d'attention. Elles ont beaucoup à nous apprendre.

La médecine conventionnelle fait fausse route en considérant le cancer comme un ennemi à abattre à tout prix. Non seulement véhicule-t-elle ces notions aux patients, mais elle les porte profondément dans ses valeurs. Par conséquent, elle considère la persistance de la maladie, et éventuellement la mort, comme des échecs. Elle consacre toutes ses énergies et ses ressources à la mise au point d'autres armes pour lutter contre l'ennemi et en fait une question personnelle, une affaire d'égo. Il ne s'agit plus d'aider le patient à trouver ses réponses et à mettre en lumière ses propres solutions, il s'agit de gagner, point.

Or, l'oncologie est un champ de spécialité où les grandes défaites sont quotidiennes. La plupart des patients que revoient les oncologues à long terme sont ceux qui ne vont pas bien, ce qui renforce chez eux un sentiment d'impuissance. Leur volonté de présenter une vision réaliste de la situation, sans nourrir de faux espoirs, est un choix souvent motivé autant par leur propre impératif de rester honnêtes que par le respect qu'ils doivent au patient. Pourtant, ce dont les patients ont le plus besoin, c'est d'espoir. C'est l'espoir, cette étincelle qui laisse entrevoir la possibilité d'une amélioration, qui leur fournit l'énergie nécessaire pour poursuivre leurs recherches et explorer d'autres avenues.

Lorsqu'on n'a plus d'espoir, on se laisse aller et le mécanisme de mort se met en branle aussi sûrement que si on prenait une dose quotidienne de poison.

Le rôle des émotions

Explorons maintenant plus en profondeur le rôle des émotions comme l'espoir et le pessimisme dans la maladie, particulièrement le cancer.

J'ai déjà abordé le fait que les personnes qui guérissent à long terme, qui retrouvent la santé, ont pratiquement toujours apporté des changements à leur mode de vie. Elles ont fait des transformations importantes, que ce soit au niveau de leur travail, de leur vie familiale, sociale ou intime, souvent même à tous les niveaux.

Selon moi, c'est le fondement de la guérison. De nombreux chercheurs ont justement démontré l'importance des émotions dans la maladie. Celles-ci sont à l'origine du fait qu'on a envie de vivre ou pas. Or, si l'on n'a pas envie de vivre, notre corps va, plus ou moins lentement, se mettre à mourir.

Il ne faut pas croire les condamnations à mort ! Votre médecin ne sait pas tout. Pour poser son diagnostic et vous recommander le meilleur traitement, il se base sur des données rationnelles comme des résultats de tests, des mesures et des statistiques. Il ne détient cependant pas toute l'information que vous possédez, consciemment ou inconsciemment, à propos de vous-même et de ce qu'il vous faut pour rétablir l'harmonie dans votre corps et dans votre vie.

Quelque part au fond de vous, vous savez ce qui a causé le déséquilibre à l'origine de la maladie, et vous savez ce qu'il faut faire pour favoriser le processus de guérison. Personne ne peut le savoir mieux que vous. Ces réponses ne se trouvent pas dans les analyses de laboratoire ni les livres de médecine.

Encore aujourd'hui, la médecine ignore trop souvent le rôle que jouent les émotions dans notre état de santé. Cela explique, entre autres, que les médecins n'hésitent pas à se montrer très pessimistes face à leurs patients, convaincus qu'il est plus éthique d'annoncer le pire que de susciter de faux espoirs. Pourtant, il est démontré que le fait de croire que l'on va mourir a pour effet de précipiter l'issue fatale, tout comme la conviction que l'on va s'en sortir prolonge la survie des malades.

Il est important de comprendre que le rôle des émotions n'est pas quelque chose d'ésotérique ou d'abstrait. Nos cellules baignent dans une soupe biochimique dont la nature est en grande partie déterminée par les hormones produites par nos glandes, en réaction à ce que nous vivons et ressentons.

En passant, nous connaissons tous le mot « hormone », mais savons-nous vraiment de quoi nous parlons ? Et bien il s'agit en fait de messagers chimiques ! Ce sont des substances qui sont produites par nos glandes en réaction à nos émotions et qui vont transmettre à nos muscles et tissus le signal de réagir de manière appropriée selon la situation.

Imaginez que votre corps est une immense ville animée, avec des quartiers différents comme le cœur, le cerveau, les muscles, et la peau, chacun ayant un rôle unique à jouer. Pour que tout fonctionne bien, ces quartiers doivent pouvoir communiquer entre eux. C'est là qu'interviennent les hormones, les « messagers chimiques » du corps.

Les hormones, un peu comme des postiers ou des livreurs, sont produites par des glandes spécifiques, telles que la thyroïde ou les glandes surrénales. Une fois libérées dans le sang, elles voyagent partout dans le corps, transportant des messages importants pour dire aux cellules quoi faire et quand agir.

Chaque hormone transporte un message bien précis, et

seule la cellule qui a le bon « récepteur », comme une boîte aux lettres adaptée à ce message, peut le recevoir et y répondre.

Imaginez maintenant que vous vous trouvez dans une banque alors que quelqu'un sort une arme pour braquer la caissière. Immédiatement vos glandes surrénales vont sécréter de l'adrénaline, qui va ordonner à votre cœur de battre plus vite. Vous aurez chaud, vos poils se dresseront sur votre épiderme, etc.

Toutes ces réactions provoquées par la peur sont purement physiques et très concrètes ! De même, la joie, l'amour, le désir ou la frustration produisent en nous des réactions tout ce qu'il y a de plus physique ! Il n'est même pas nécessaire d'être face à une situation réelle. La vue d'une scène d'horreur au cinéma provoque chez la plupart des gens des réactions de peur semblables, quoique moins intenses, à celles qu'elles vivraient si la situation était réelle.

Or, il est prouvé scientifiquement que certaines hormones favorisent la santé des cellules, alors que d'autres provoquent le dérèglement des processus biologiques lorsqu'elles sont produites de manière excessive. Doit-on s'étonner que les hormones produites par le corps lorsqu'on est heureux soient bénéfiques et que les hormones de stress et de peur aient l'effet contraire ?

Ces dernières ont évidemment leur utilité lorsqu'il s'agit de nous mobiliser pour fuir un danger réel, mais elles sont carrément néfastes lorsque la tension nous habite en permanence, comme c'est trop souvent le cas dans nos sociétés modernes.

En clair, pour favoriser la guérison, il faut choisir de faire le maximum pour être heureux. Nous devons remplir notre vie, le plus possible, de choses qui nous font plaisir, suscitent notre enthousiasme et nous procurent de la joie. Il importe également de prendre nos distances par rapport aux choses qui nous font peur, qui nous blessent et qui nous stressent.

Cela implique souvent d'avoir le courage de passer à l'action en affrontant des situations que nous avons toujours évitées. Les personnes qui vivent pour les autres et ne savent pas dire non finissent souvent par mourir faute d'avoir su prendre leur place. Choisir de guérir, c'est se choisir d'abord et avant tout.

L'heure des choix

Les gens développent souvent le cancer dans la cinquantaine pour plusieurs raisons ; premièrement, à cet âge, le corps commence à donner des signes d'usure, surtout si on l'a maltraité en le nourrissant mal, en faisant toutes sortes d'excès, en ne bougeant pas assez, en lui faisant subir trop de stress. Il a été démontré que le stress ponctuel n'est pas dangereux, c'est le stress chronique qui l'est. Or, dans nos sociétés, celui-ci prévaut largement. On se fait rarement agresser dans la rue (stress ponctuel), mais on est coincé dans la circulation chaque jour et on subit les humeurs de collègues de travail, de patrons ou de clients désagréables (stress chronique).

Notre corps a aussi été exposé à des toxines presque quotidiennement. Nous vivons dans un environnement de plus en plus contaminé : l'air que l'on respire, l'eau que l'on boit, les aliments que l'on mange, etc. Le système est ainsi moins en mesure de bien résister en détectant les cellules anormales et en les éliminant. Il ne faut évidemment pas négliger cet aspect-là des choses. Quelqu'un m'a dit, un jour : « à cinquante ans, notre certificat de naissance a déjà pas mal jauni ». Eh oui, c'est un fait. La machine physiologique commence à flancher et le système est de moins en moins capable de bien réagir.

Mais il y a plus, sinon tout le monde serait malade à 50 ans, ce qui n'est pas le cas. Pour bien des gens, la fin de la quarantaine et le début de la cinquantaine représentent une étape charnière. Ce fut le cas pour moi. Les enfants sont grands, ils quittent la maison. On a souvent la responsabilité de s'occuper de ses parents vieillissants et de les accompagner vers la mort.

Au niveau professionnel comme personnel, bien des gens ont atteint un certain rythme de croisière où la routine prend toute la place et les défis stimulants se font de plus en plus rares.

Nous arrivons au point où nous arrêtons de croire qu'un jour un miracle va arriver et que notre vie va devenir extraordinaire. Nous nous rendons bien compte que si nous ne faisons rien, nous allons continuer à vivre exactement la même petite vie jusqu'à la fin.

Et cette vie, nous plaît-elle ? Si elle nous enchante, si elle nous comble, si nous sommes heureux et que nous nous réalisons, nous avons beaucoup moins de chance de développer des maladies. Mais si cette petite vie-là nous ennuie, nous pèse, il est prévisible que le corps se mettra soudainement à vieillir beaucoup plus rapidement. Voilà pourquoi, à cet âge, il faut vraiment se poser des questions : quels changements dois-je apporter dans ma vie pour demeurer en santé ?

Cela ne veut pas nécessairement dire de transformer complètement son existence. Changer radicalement de vie, c'est une bonne idée si la vôtre ne vous convient pas du tout, si elle vous pèse, mais ce n'est pas nécessairement le cas. Sans aller jusque-là, la plupart des gens ont des ajustements à apporter.

Évidemment je ne m'adresse pas seulement ici aux personnes qui sont déjà malades, je m'adresse également à celles qui sont en santé et qui veulent le rester. Chacun doit se poser la question : est-ce qu'il y a des changements de vie qui seraient pertinents pour moi ? Lorsqu'on se retrouve dans une situation où notre vie est agréable et gratifiante, on a bien plus envie de rester sur terre. On court beaucoup moins le risque de développer ou d'entretenir à long terme des maladies graves.

Lorsque je parle à mon oncologue du rôle du stress, elle me répond : « Oui, mais il n'y a personne qui ne vit pas de stress. Nommez-moi une personne qui y échappe ! Tout le monde vit du stress, mais ce n'est pas tout le monde qui a le cancer. » Effectivement, tout le monde n'a pas le cancer, mais dans nos sociétés hyper stressées, c'est maintenant près d'une personne sur deux qui vivra cette expérience dans sa vie !

D'autre part, le stress qui pose problème est celui qui est mal géré, parce que, dans le monde d'aujourd'hui et même depuis toujours, le stress est inévitable et fait partie de la vie. Par contre, autrefois, les humains subissaient un type de stress qui était beaucoup plus ponctuel et sporadique. Le stress n'était pas constant. Prenons l'époque où il était difficile de se nourrir l'hiver si on n'avait pas fait de provisions adéquates l'été. Les cultivateurs subissaient du stress si, par exemple, il tombait une averse de grêle qui risquait de détruire les récoltes essentielles à leur survie l'hiver suivant.

Toutefois, ce stress était circonstanciel. Il était causé par des situations exceptionnelles, alors qu'aujourd'hui on est stressé continuellement par ce qui se passe autour de nous. On vit de plus en plus rapidement. Avec la technologie, on est continuellement suspendu à nos gadgets électroniques pour savoir ce qui se passe dans la vie de nos proches et dans le monde entier. Tout cela est une source de stress.

Il en va de même au travail. Souvenons-nous de l'époque où on envoyait une lettre par la poste en espérant recevoir une réponse une ou deux semaines plus tard. Aujourd'hui, on écrit un courriel ou un texto et on s'attend à une réaction dans les minutes qui suivent. Si la personne ne répond pas sur le champ, on s'inquiète et on se demande ce qui ne va pas. Ce stress-là fait que notre organisme est perpétuellement en état d'alerte, comme si un danger imminent nous guettait. Ce sentiment de péril est encore renforcé par les médias, qui nous annoncent des mauvaises nouvelles chaque jour. On ne fait plus la différence entre ce qui représente une menace directe et ce qui se passe à des milliers de kilomètres.

Sur la route, il y a toujours quelqu'un derrière. Lorsque nous roulons lentement, inévitablement quelqu'un arrive à toute vitesse, en nous donnant l'impression qu'il va nous foncer dessus. C'est le genre de stress que nous vivons continuellement, à notre époque.

Autrefois, quand l'homme des cavernes se faisait poursuivre par un lion et qu'il réussissait à se mettre à l'abri dans sa caverne, il se remettait rapidement d'un stress intense qui retombait immédiatement. Par contre, lorsque le lion virtuel tant redouté est le patron hargneux qui se trouve dans le bureau d'à côté, on est constamment exposé à ce stress. C'est cela qui est très néfaste pour la santé.

Pour comprendre cela, il est important de savoir comment notre cerveau commande les fonctions involontaires du corps, comme le rythme cardiaque, la digestion, la respiration et la dilatation des pupilles. Le système nerveux sympathique et parasympathique représente les deux branches principales du système nerveux autonome. Ces deux branches agissent de manière opposée, mais complémentaire, pour maintenir l'équilibre physiologique (l'homéostasie).

Le système nerveux sympathique, qui gère le mode « alerte » est souvent appelé le système de fuite ou lutte (*fight or flight*). Il est activé dans des situations de stress, de danger ou d'excitation, préparant le corps à agir rapidement. Voici ses principales caractéristiques et comment il active les fonctions nécessaires à notre survie lorsqu'il s'agit de fuir ou de se battre : accélération du rythme cardiaque pour pomper plus de sang vers les muscles, dilatation des bronches pour augmenter l'apport en oxygène, libération de glucose par le foie pour fournir de l'énergie immédiate, dilatation des pupilles pour améliorer la vision et inhibition des fonctions non essentielles à court terme comme la digestion, les fonctions urinaires et reproductives et les réponses immunitaires.

L'activation prolongée du système sympathique (due au stress chronique) peut entraîner des problèmes de santé tels que l'hypertension, l'anxiété, des troubles digestifs ainsi que toutes les maladies attribuables à un système immunitaire déficient, dont le cancer.

Le système nerveux parasympathique, quant à lui, est souvent considéré comme le système de récupération et de relaxation. Il prédomine lorsque le corps est au repos et en sécurité, assurant des fonctions qui ne sont pas très pertinentes lorsque nous sommes en train de tenter d'échapper à un prédateur.

Il contrôle le ralentissement des fonctions actives, comme le rythme cardiaque, la contraction des bronches ainsi que la production de glucose servant à nourrir les muscles nécessaires à la fuite.

Il commande également les fonctions de maintien de la vie et de la santé comme la digestion en stimulant la salivation, les sécrétions gastriques et les fonctions intestinales. Il favorise également la réparation et la régénération des tissus, ainsi que les réactions immunitaires.

Le système parasympathique favorise le rétablissement après une période de stress, permettant au corps de se recharger et de maintenir ses fonctions essentielles.

Les deux systèmes fonctionnent comme un jeu de bascule. Lorsqu'un système est actif, l'autre est en grande partie mis sur pause. Un équilibre sain entre ces deux systèmes est donc essentiel pour une bonne santé physique et mentale.

Par exemple, après un effort physique intense ayant sollicité le système sympathique, la récupération est assurée par le parasympathique, qui réduit la fréquence cardiaque, relance les fonctions digestives et stimule la réparation des fibres musculaires.

L'action du système nerveux sympathique est tournée vers l'extérieur, car il prépare le corps à agir en situation d'urgence face à un danger présent dans l'environnement. Le système parasympathique, quant à lui, est tourné vers l'intérieur en favorisant la récupération, la guérison et le maintien des fonctions essentielles. Comprendre ces deux systèmes aide à mieux gérer le stress et à promouvoir un équilibre optimal pour la santé globale.

La science actuelle a démontré que le cerveau ne fait pas la différence entre la peur causée par une menace réelle et celle ressentie en pensant à une personne qui nous intimide, en broyant du noir ou même en regardant un film d'horreur. Il envoie les mêmes signaux qui activent le système nerveux sympathique et déclenchent la production d'hormones de stress, sans faire de distinction, afin que l'on soit prêt à se battre ou à s'enfuir. En revanche, l'organisme sécrète de la même manière les hormones liées à la détente et au bien-être lorsqu'on se contente de se rappeler, d'imaginer ou de visualiser une scène agréable.

Étant donné que ce sont ces hormones qui contribuent à créer l'environnement dans lequel baignent nos cellules et influencent grandement nos humeurs comme notre état de santé, nous devons impérativement apprendre à maîtriser le stress, apaiser notre système nerveux et déclencher en nous des sentiments agréables.

Des techniques comme la méditation pleine conscience, la visualisation et la relaxation sont très utiles pour apaiser le système nerveux sympathique et stimuler le parasympathique.

Les émotions et la « soupe hormonale »

J'ai déjà mentionné que les scientifiques sont loin d'être unanimes sur le rôle des émotions sur la santé. Pour le moment, officiellement la médecine conventionnelle ignore largement ce phénomène. Certains praticiens vont même jusqu'à affirmer que cela n'existe pas. Cela s'explique par le fait que les manuels de médecine et les textes scientifiques qu'étudient encore les médecins de nos jours considèrent le corps, et les cellules qui le constituent, comme des machines dont la composition et le fonctionnement sont déterminés par les gènes.

Cette interprétation nous transforme en victimes de la loterie génétique n'ayant à peu près aucun contrôle sur notre destin, car celui-ci est déterminé par le bagage légué par nos parents et nos ancêtres.

La médecine explique que certaines personnes vont développer un cancer plutôt qu'un autre, et certaines maladies en général, par le fait qu'elles possèdent un gène correspondant. Elle pense également que de nombreux cancers sont causés par des mutations aléatoires, qui se produisent au hasard, souvent sans raison réelle. Elle explique aussi par la génétique le fait que les traitements vont être très efficaces pour certaines personnes et complètement inutiles pour d'autres. On espère un jour arriver à identifier dans tous les cas le gène fautif ou favorable, afin de poser des diagnostics beaucoup plus précoces et de mieux cibler les traitements.

Le bagage génétique que nous possédons est un fait indéniable sur lequel nous n'avons effectivement aucun contrôle. Toutefois, une nouvelle science d'avant-garde appelée épigénétique remet en question cette toute-puissance des gènes.

En effet, comment expliquer que des jumeaux identiques possédant exactement le même bagage génétique et vivant dans le même milieu ne développent pas toujours les mêmes maladies au même âge ? Si les gènes étaient seuls en cause, ce serait pourtant toujours le cas.

Posséder un gène qui augmente nos probabilités d'avoir un certain cancer ou une récidive ne veut pas dire que cela va se produire ! Seul un pourcentage des individus possédant ce gène le développera effectivement. Même si ce pourcentage est élevé, il reste que de nombreuses personnes ne le développeront jamais, et cela serait impossible si seul le gène en était responsable. En fait, les chercheurs savent maintenant que 15 à 20 gènes différents doivent en fait être activés pour qu'un cancer apparaisse et progresse. Or, l'activation de chacun de ces gènes est directement reliée, encore une fois, à l'environnement d'une personne et surtout, à la perception qu'elle en a. Nous ne sommes pas victimes de nos gènes !

Nos pensées influencent notre ADN

Ce sont donc nos perceptions des événements, plus que les faits eux-mêmes, qui déclenchent les réactions de notre corps. Lorsqu'il se produit un incident qui nous fait peur, cela déclenche dans l'organisme une tempête hormonale qui nous prépare à fuir ou à nous battre, même si notre perception du danger est erronée. Au contraire, lorsqu'une bonne nouvelle nous réjouit ou que des paroles gentilles nous réchauffent le cœur, les hormones libérées provoquent un état de bien-être.

Qui n'a jamais connu l'euphorie déclenchée par le coup de foudre ? Soudain, nous ne ressentons plus la faim ni la fatigue et le monde est un jardin de roses, du moins pour un certain temps ! Dans tous les cas, ce sont nos perceptions des événements qui sont en cause, bien plus que les événements eux-mêmes.

Ce sont ces hormones libérées en réaction à nos perceptions qui vont faire que les gènes présents dans nos cellules vont s'exprimer ou pas, en réaction au besoin que l'organisme ressent.

Nous savons tous que notre perception de l'environnement n'est pas nécessairement conforme à la réalité. Le prince charmant pour qui nous avons le coup de foudre se révèle parfois être en réalité un crapaud et le méchant loup qui marche derrière nous dans le noir est, la plupart du temps, un inoffensif passant. Nos perceptions agissent en fait comme un filtre entre la réalité et notre réaction biologique. Ce sont elles qui permettent, ou non, que nos gènes expriment leur potentiel, quel qu'il soit.

Les cellules sont programmées pour réagir à ce qui se passe dans l'environnement dans lequel elles baignent. Lorsqu'elles sont en présence de nutriments, les gènes de croissance ou de reproduction sont activés. Lorsqu'elles sont en présence de toxines, ce sont les gènes de protection qui agissent.

De même, lorsqu'une personne ressent de l'amour et du bien-être, les hormones qui circulent dans son organisme activent les gènes de croissance ou de reproduction. Lorsqu'elle ressent de la peur, ce sont les gènes de protection qui entrent en jeu.

Concrètement, que se passe-t-il lorsque nous avons peur et que notre organisme se met en mode protection ? Comme il en été question lorsque nous avons abordé les systèmes sympathique et parasympathique, le cœur pompe plus fort pour diriger le sang vers les membres afin de nous préparer à fuir ou se battre. Le système immunitaire perd de son importance, car il agit à moyen et à long terme, alors que l'organisme pense qu'il doit échapper à un danger immédiat. Il favorise donc les muscles des jambes au détriment du système immunitaire et des organes vitaux.

Au contraire, lorsqu'une personne perçoit son environnement comme étant positif et sécuritaire, le corps renforce le système immunitaire et le fonctionnement des organes vitaux pour lui permettre de bénéficier au maximum de ces conditions idéales.

Certaines émotions positives, comme la gratitude, la compassion, la joie et l'optimisme, ont démontré un effet stimulant sur le système immunitaire en réduisant les niveaux de stress et en favorisant l'équilibre hormonal.

Ces émotions sont associées à des niveaux plus bas de cortisol, l'hormone du stress, et à une meilleure qualité de sommeil. En abaissant le cortisol, la gratitude contribue à une diminution de l'inflammation, qui est souvent liée à des maladies immunitaires et chroniques. Des études montrent également que l'activation des régions cérébrales associées aux émotions positives favorise une réponse immunitaire plus robuste en augmentant la production d'anticorps et en stimulant l'activité des cellules immunitaires, notamment les cellules tueuses naturelles (NK), qui jouent un rôle crucial dans la lutte contre les infections et les cellules cancéreuses.[16]

Ces effets des émotions positives sont donc

attribuables à leur capacité à réduire le stress, à moduler les réponses hormonales et à induire un état de relaxation. Le système nerveux parasympathique, responsable de l'état de détente, est activé par ces émotions, et il aide à calmer le corps, réduisant ainsi l'inflammation et augmentant les défenses immunitaires. Par ailleurs, elles favorisent la sécrétion de neurotransmetteurs bénéfiques, comme la sérotonine et la dopamine, qui jouent un rôle dans la régulation immunitaire et le bien-être général.

Qu'est-ce que l'épigénétique ?

L'épigénétique est une science apparue au milieu du XXe siècle qui se consacre à l'étude du pouvoir qu'a l'environnement de modifier l'expression du code génétique et des mécanismes en cause. Les phénomènes qui interviennent dans l'expression des gènes sont sensibles à l'environnement et donc à l'histoire individuelle. Née des observations de biologistes qui ont constaté que, telle qu'énoncé dans un article publié en 1990 par H.F. Nijhout dans le périodique BioEssays : « Lorsqu'un produit génétique est nécessaire pour l'organisme, c'est un signal provenant de l'environnement, et non une propriété émergente du gène lui-même, qui active l'expression de ce gène. »[17]

De même, dans une étude intitulée *The Origin of Mutants* publiée en 1988 dans le journal Nature, le chercheur John Cairns a démontré que les mutations de l'ADN n'étaient pas aléatoires, mais se produisaient plutôt selon un schéma prédéterminé en réaction au stress environnemental.[18]

En clair, cela signifie que nos gènes s'activent en réaction à l'environnement dans lequel ils baignent et non pas parce qu'ils sont automatiquement programmés pour le faire. La caractéristique du gène représente simplement un potentiel qui peut fort bien demeurer inexprimé pendant toute la vie. Cela s'applique tout aussi bien aux gènes qui déclenchent des maladies qu'à ceux qui commandent les processus de guérison.

Nos gènes sont en quelque sorte comme des armes bien rangées dans une armoire de notre maison. Ce n'est pas parce que nous possédons des armes que nous allons nécessairement en faire usage.

Si aucun événement ne se produit pour nous inciter à

sortir une arme, à la charger et à l'utiliser, elles pourront fort bien dormir dans l'armoire pendant toute notre vie. Par contre, si un voleur tente de pénétrer dans notre maison ou si nous devons aller chasser pour nourrir notre famille, l'arme sortira de sa cachette, sera chargée (activée) et pourra être utilisée.

Mais dans notre corps, qu'est-ce qui représente l'élément déclencheur qui fera qu'un gène s'exprimera ou non ? C'est précisément le champ de recherche de l'épigénétique. Elle étudie les mécanismes moléculaires par lesquels les gènes sont activés par des signaux émis dans l'environnement. Nous savons maintenant que ces signaux non seulement déclenchent l'activité d'un gène jusque-là silencieux, mais modulent également l'intensité de l'activité du gène ainsi que la nature exacte des protéines produites par ce gène. En effet, on a constaté qu'un gène donné peut créer plus de 2000 différents produits génétiques qui sont en réalité des protéines qui agissent sur toutes les parties du corps.

Au départ, les éléments déclencheurs que l'épigénétique attribuait à l'environnement provenaient surtout de l'extérieur et étaient de nature physique. On s'intéressait, par exemple, à la pollution, à l'alimentation, au tabagisme et à l'exposition à des substances toxiques comme l'amiante ou les pesticides.

L'épigénétique a pris un tournant majeur lorsqu'elle a commencé à explorer non seulement les influences de l'environnement extérieur, mais aussi l'impact des émotions et de l'état mental sur l'expression des gènes.

L'intérêt pour le rôle des émotions est né des recherches qui ont montré comment les expériences de stress, de peur ou, au contraire, de bien-être peuvent provoquer des modifications épigénétiques, c'est-à-dire des changements dans la manière dont certains gènes s'expriment sans altérer la séquence ADN elle-même.

Par exemple, le stress chronique a été associé à des marques épigénétiques influençant la régulation des gènes liés au système immunitaire et à l'inflammation, ce qui peut conduire à une susceptibilité accrue à des pathologies comme le cancer ou les maladies cardiovasculaires.

Des études en neurosciences et en psychologie ont contribué à ce domaine en démontrant que des émotions positives, comme la gratitude et la compassion, peuvent également induire des réponses épigénétiques favorables. Cela se produit par la réduction du cortisol (hormone du stress) et par l'activation des hormones de bien-être qui, en retour, influencent l'expression génétique dans des voies associées à la santé cellulaire et à la longévité.

Ainsi, l'épigénétique a évolué pour considérer l'influence intérieure (émotions et pensée) au même titre que l'influence extérieure, car ce sont bel et bien nos émotions qui déterminent les composants de l'environnement hormonal dans lesquels baignent nos cellules, et donc nos gènes.

Plusieurs chercheurs renommés ont exploré l'influence des émotions sur l'épigénétique, démontrant comment le stress, les émotions positives, et les facteurs psychosociaux peuvent moduler l'expression génétique. Voici quelques-uns des meilleurs experts dans ce domaine :

Bruce Lipton est un pionnier dans le domaine de la biologie cellulaire et de l'épigénétique. Dans son livre

The Biology of Belief, il explique comment les croyances et les émotions peuvent affecter l'expression génétique par l'intermédiaire des mécanismes épigénétiques. Bien que ses travaux soient parfois controversés pour leur caractère novateur, ils ont popularisé l'idée que la biologie humaine est influencée par l'esprit et les émotions.[19]

Steven Cole, professeur de médecine à l'Université de Californie à Los Angeles (UCLA), a mené des études de premier plan sur la manière dont le stress social et les émotions négatives, comme la solitude, modifient l'expression des gènes. Il a démontré que le stress chronique et les états émotionnels négatifs peuvent entraîner des modifications épigénétiques qui favorisent l'inflammation et affaiblissent la fonction immunitaire.[20]

Psychologue et neuroscientifique, Richard Davidson est connu pour ses travaux sur les effets des émotions positives (comme la compassion et la pleine conscience) sur le cerveau et l'expression des gènes. Ses recherches suggèrent que les pratiques de méditation et la gestion des émotions peuvent avoir des effets épigénétiques favorables, réduisant le stress et augmentant la résilience cellulaire.[21]

Elissa Epel et Elizabeth Blackburn, deux chercheuses, de l'Université de Californie à San Francisco, ont étudié l'impact du stress émotionnel sur le vieillissement cellulaire et l'expression des gènes. Leur étude sur la télomérase et les télomères — les « capuchons » protecteurs des chromosomes — a montré que le stress chronique accélère leur raccourcissement, ce qui peut influencer négativement la santé cellulaire. Epel et Blackburn ont montré que la gestion du stress et les émotions positives peuvent ralentir ces effets.[22]

À l'Université McGill, Moshe Szyf et Michael Meaney ont étudié comment l'environnement précoce et les interactions affectives influencent l'épigénome. Leurs recherches sur les rats ont révélé que des soins maternels adéquats modifient l'expression des gènes liés à la réponse au stress chez les descendants, ce qui peut se traduire par une résilience accrue. Ce travail a ouvert des voies importantes pour comprendre comment les émotions et les comportements peuvent modifier l'épigénome humain.[23]

George Slavich, également à UCLA, a travaillé sur la psychoneuroimmunologie, étudiant comment le stress émotionnel et social influence l'épigénétique, en particulier dans le contexte de l'inflammation chronique. Il a démontré que des émotions négatives prolongées peuvent activer des voies génétiques inflammatoires, tandis que les émotions positives ont un effet inverse.[24]

Ces chercheurs montrent que les émotions, le stress, et les interactions sociales influencent directement l'expression génétique via des modifications épigénétiques, ce qui souligne l'importance de l'environnement émotionnel pour la santé.

Les découvertes de l'épigénétique sont surprenantes, car elles viennent fracasser les croyances de l'ancien paradigme qui voit le corps comme une machine. Les chercheurs ont en effet constaté que ce sont nos pensées, nos croyances, nos perceptions et nos émotions qui déterminent l'expression des gènes qui composent notre ADN. Ces découvertes sont capitales. En effet, cela nous transforme de pauvres victimes impuissantes de notre hérédité en maîtres de notre destin. Toute une révolution !

Lorsque nous comprenons comment nos croyances, nos émotions et nos perceptions agissent comme un filtre entre la réalité et notre biologie, nous voyons clairement que nous avons le pouvoir d'influencer celle-ci. Si nous avons souvent peu de contrôle sur la réalité de l'environnement dans lequel nous vivons, nous pouvons faire énormément pour transformer nos perceptions.

L'effet placebo, un phénomène fascinant entre science et esprit

Nous entendons souvent parler d'effet placebo, souvent sans comprendre vraiment de quoi il s'agit. Pire, le ton employé pour y faire allusion est souvent négatif, comme pour dénigrer l'effet de certains traitements : « Si l'homéopathie fonctionne parfois, ce n'est QUE l'effet placebo ». Pourtant, l'effet placebo est un phénomène étonnant qui illustre la puissance de l'esprit sur le corps. Bien qu'il soit souvent évoqué dans le contexte d'essais cliniques, car les médicaments brevetés doivent démontrer un degré d'efficacité supérieur à celui d'un placebo, il dépasse largement ce cadre et touche aux fondements mêmes de la relation entre la pensée, la perception et la physiologie humaine. Il est bien connu qu'une grande partie du succès de n'importe quel traitement repose sur la confiance du patient.

Je vais tenter ici d'explorer l'effet placebo sous différents angles : ses mécanismes, son rôle en médecine, et ses implications pour la compréhension de la santé et de la maladie.

Le terme placebo vient du latin placere, qui signifie « plaire ». On définit un placebo comme une substance ou une intervention sans effet thérapeutique intrinsèque, administrée à un patient qui croit recevoir un véritable traitement. L'effet placebo désigne donc les changements positifs observés chez ce patient, dus non pas à l'intervention elle-même, mais à la croyance en son efficacité.

Ce phénomène ne se limite pas aux médicaments. Une injection de solution saline, une chirurgie simulée ou même une simple consultation médicale peuvent provoquer un effet placebo, tant que le patient croit en leur bienfait.

L'effet placebo repose sur des mécanismes psychologiques et biologiques complexes, qui interagissent de manière encore partiellement élucidée.[25] Quoi qu'il en soit, loin d'être quelque chose de négligeable, il représente un puissant outil de guérison que l'on gagne à comprendre et utiliser consciemment.

Même si on est loin de pouvoir tout expliquer, les principaux facteurs connus en jeu sont :

1. Les attentes positives : Lorsque quelqu'un croit fermement qu'un traitement va fonctionner, le cerveau peut activer des voies physiologiques qui simulent un réel effet thérapeutique. Par exemple, la libération d'endorphines, les analgésiques naturels du corps, peut atténuer la douleur.

2. Le conditionnement : Ce mécanisme repose sur les expériences passées. Si une personne associe une pilule à une amélioration de son état, cette simple association peut suffire à déclencher une réponse positive, même si la pilule est inactive.

3. La réduction du stress : Le fait de recevoir l'attention d'un thérapeute ou d'avoir confiance dans un traitement peut diminuer le stress et les hormones

associées, telles que le cortisol, favorisant ainsi une meilleure réponse immunitaire et les processus de guérison.

4. L'activation de circuits neuronaux : Des études d'imagerie cérébrale montrent que l'effet placebo active des zones spécifiques du cerveau, notamment celles liées à la douleur, à la récompense et aux émotions.[26] Ces activations peuvent induire des changements physiologiques réels, tels qu'une amélioration de la circulation sanguine ou une modulation de l'activité inflammatoire.

L'effet placebo a un revers appelé effet nocebo. Dans ce cas, la croyance qu'un traitement sera inefficace ou la peur des effets secondaires peut provoquer des réactions négatives chez le patient. Par exemple, une personne qui lit la notice d'un médicament et s'attend à ressentir des nausées peut effectivement les éprouver, même si elle prend un placebo.

Les effets placebo et nocebo illustrent à quel point les attentes, qu'elles soient positives ou négatives, peuvent influencer le bien-être. Ces phénomènes soulignent la nécessité pour les médecins d'éviter de donner à leurs patients des diagnostics d'incurabilité ou des échéances qui risquent fort de se matérialiser si le patient y croit fermement. C'est le fameux effet vaudou sur lequel je reviendrai au prochain chapitre.

L'effet placebo met donc en lumière l'importance des interactions entre les soignants et les patients. Une communication empathique, un environnement rassurant, et une attention personnalisée peuvent renforcer l'effet placebo et améliorer les résultats thérapeutiques.

De nombreux professionnels de la santé s'interrogent sur la manière d'intégrer les principes de l'effet placebo dans leur pratique quotidienne, avec pour objectif de tirer parti de la puissance des attentes de leurs patients et de leur pouvoir de conviction pour compléter les traitements conventionnels. C'est toutefois une mission quasi impossible pour les médecins d'utiliser cela consciemment sans trahir le code d'éthique médical qui leur est imposé.

Au-delà de la médecine, on comprend encore bien mal

l'effet placebo qui soulève des questions profondes sur la relation entre le corps et l'esprit. Il démontre que les croyances, les pensées et les émotions ont un impact réel sur la santé physique, brouillant les frontières entre la science, la psychologie et même la spiritualité. Certaines traditions médicales, comme la médecine ayurvédique ou la médecine traditionnelle chinoise, reconnaissent depuis longtemps ce lien.

Dans un monde où les approches intégratives gagnent en popularité, l'effet placebo pourrait jouer un rôle clé. En combinant des traitements conventionnels avec des interventions axées sur le bien-être psychologique et émotionnel, il devient possible d'exploiter la puissance du placebo de manière éthique et bénéfique.

Par exemple, la méditation, la pleine conscience et d'autres techniques psychologiques peuvent être utilisées pour apaiser le système nerveux, renforcer les attentes positives et favoriser un environnement propice à la guérison. De plus, la formation des soignants pourrait inclure une meilleure compréhension de l'effet placebo, afin de maximiser son potentiel dans les soins.

L'effet placebo est donc bien plus qu'une curiosité scientifique ; il est une fenêtre sur la puissance du lien entre le corps et l'esprit. En explorant ce phénomène, la science pourra découvrir non seulement de nouvelles voies pour améliorer la santé, mais aussi des vérités fondamentales sur notre nature humaine.

Le placebo, c'est vous

Dans son ouvrage *Le placebo, c'est vous* le Dr Joe Dispenza explore comment la puissance de l'esprit peut influencer la santé, le bien-être et la guérison. L'auteur, neuroscientifique et expert en méditation, soutient que les pensées, les croyances et les émotions jouent un rôle crucial dans la manière dont notre corps fonctionne.[27]

Dispenza part du principe qu'il est possible de guérir ou d'améliorer son état de santé simplement en croyant en l'efficacité d'un traitement, même s'il s'agit d'un placebo. Cela prouve que le cerveau peut influencer la physiologie.

L'auteur montre comment nos pensées habituelles, souvent négatives, peuvent influencer notre corps de manière néfaste. Il propose des techniques pour remplacer ces schémas par des pensées et croyances positives, permettant ainsi au corps de s'auto-régénérer. Dispenza explique comment le cerveau peut être reconfiguré grâce à la neuroplasticité (la capacité du cerveau à changer) et comment les croyances peuvent affecter l'expression génétique via l'épigénétique.

Une grande partie du livre est dédiée à des exercices pratiques, notamment la méditation et la visualisation, pour activer des états émotionnels positifs et reprogrammer l'esprit. On y retrouve des témoignages de personnes ayant surmonté des maladies graves ou des défis personnels grâce aux méthodes décrites, illustrant l'application réelle des concepts abordés. De nombreux témoignages supplémentaires se retrouvent d'ailleurs sur YouTube.

Dispenza invite le lecteur à devenir « son propre placebo » en reprenant le contrôle de son esprit et en l'utilisant comme outil de guérison. Je vous le suggère fortement comme outils pour accompagner votre cheminement. Que ce soit par le biais de recherches scientifiques ou de pratiques cliniques, l'étude de l'effet placebo continue de transformer notre compréhension de la médecine et de la guérison.

À une époque où les patients recherchent des approches holistiques et personnalisées, l'effet placebo rappelle que la croyance, l'espoir et l'attente ne sont pas de simples illusions, mais des forces réelles, capables de favoriser la guérison.

Le pouvoir des mots

Je voudrais ici profiter de l'occasion pour souligner l'importance des mots. La plupart des gens parlent de « leur » cancer, « leur » maladie. Or, le langage joue un rôle crucial dans la manière dont nous façonnons et influençons notre subconscient, car il sert de pont entre nos pensées conscientes et nos croyances plus profondes.

Les mots que nous utilisons, en particulier les pronoms possessifs comme mon, ma, mes, ou au contraire des tournures moins personnelles, peuvent subtilement orienter nos perceptions et notre relation avec le monde qui nous entoure.

L'utilisation des pronoms possessifs (mon corps, ma vie) renforce une sensation de propriété et de responsabilité. Par exemple, dire mon succès ou ma santé peut aider à ancrer l'idée que nous sommes maîtres de notre destinée, ce qui est particulièrement puissant pour cultiver l'autonomie et la confiance en soi.

Les pronoms possessifs tissent un lien émotionnel. Dire mon enfant ou mon projet traduit un engagement affectif qui peut stimuler des émotions positives, comme la fierté ou la gratitude, mais aussi des responsabilités et des attachements parfois limitants.

C'est ainsi que ce sentiment de propriété et de responsabilité s'applique également lorsque l'on dit mon cancer. Lorsque nous utilisons des termes possessifs, notre subconscient tend à interpréter les états ou qualités associés comme faisant partie intégrante de nous-mêmes, et il cherchera donc à les préserver. Par exemple, dire ma douleur au lieu de la douleur que je ressens peut intensifier notre identification à cet état négatif, compliquant ainsi le processus de guérison ou de transformation.

En adoptant un langage moins possessif, comme dire le cancer ou les cellules cancéreuses dans mon corps au lieu de mon cancer, on crée une certaine distance émotionnelle. Cette dissociation favorise une perception de contrôle et de détachement, facilitant ainsi le chemin vers la transformation ou la guérison.

Reformuler nos affirmations en évitant des termes limitants ou négatifs permet d'envoyer le message souhaité au subconscient. Dire je suis en pleine santé au lieu de je ne veux plus être malade oriente le subconscient vers une image constructive et pleine de vitalité. Les pronoms possessifs peuvent alors jouer un rôle, mais on doit les utiliser avec discernement.

Il vaut donc mieux éviter de s'approprier des aspects limitants de la réalité avec des expressions comme mon cancer, mon échec ou mes problèmes. Ces termes peuvent profondément ancrer des croyances limitantes dans le subconscient. Privilégiez plutôt des expressions qui responsabilisent sans alourdir : par exemple, remplacer je dois guérir par j'ai la possibilité de guérir ou je choisis de guérir, afin de cultiver un sentiment d'ouverture et de possibilité.

En somme, le choix des mots, et particulièrement des pronoms possessifs, façonne notre dialogue intérieur. En adoptant un langage conscient et intentionnel, nous pouvons influencer notre subconscient pour qu'il soutienne notre bien-être et nos aspirations profondes.

L'importance de donner espoir

Nous venons de voir à quel point nos croyances, les mots que nous utilisons et la confiance accordée aux interventions des médecins et thérapeutes sont importants. Malgré cela, nous allons tous mourir un jour. Mais surtout, ne laissez personne prédire quand cela vous arrivera !

Nous sommes programmés par nos croyances. Nous avons tous entendu parler de cas de personnes qui disaient : « Mon père est mort du cœur à 42 ans, mon grand-père est mort à 42 ans, je suis certain que je ne dépasserai pas 42 ans. » Comme par magie, à 42 ans elles font une crise cardiaque et meurent. Cette croyance ruminée depuis des années a entraîné la concrétisation de ce funeste destin. Si nous y croyons, notre cerveau met tout en œuvre pour faire en sorte que cela se réalise.

Il faut bien admettre que nous allons tous mourir de quelque chose. Si ce n'est pas le cancer qui nous emporte, ça va être le cœur, le diabète, les reins ou un accident, mais la mort va arriver tôt ou tard. Le cerveau utilise toujours la solution la plus simple. Si vous recevez un diagnostic cancer et qu'on vous annonce que vous n'en avez que pour six mois, que vous le croyez et que vous acceptez cette programmation, les probabilités sont grandes pour que cela se concrétise.

Dans les cultures où l'on croit fermement au pouvoir des sorciers, les personnes à qui on jette un sort « mortel » décèdent en général rapidement, souvent de cause inexpliquée. C'est tout simplement la confiance dans les pouvoirs du sorcier et la conviction que leurs heures sont comptées qui produisent ce résultat. Le cerveau est une machine puissante et fascinante dont on comprend encore mal le fonctionnement et cette programmation de mort semble déclencher le processus inexorable vers sa réalisation.

Or, dans nos sociétés où l'on croit au pouvoir absolu de la science et des médecins, le fait d'entendre que nous approchons de la date d'échéance peut provoquer exactement le même effet. Un chercheur de l'Université Harvard, le docteur Walter Cannon, a d'ailleurs identifié ce phénomène qu'il a appelé l'effet vaudou[28].

Il est d'une importance fondamentale de donner de l'espoir plutôt que de promettre la mort. Mon travail à moi, la mission à laquelle je réponds en écrivant ce livre, c'est justement de redonner de l'espoir à ceux à qui on l'a enlevé. Il existe de nombreux cas où la guérison s'est produite contre les pronostics médicaux, et j'en suis un exemple. La médecine conventionnelle en répertorie des milliers dans les archives, mais ne les étudie pas, car ces guérisons inexpliquées sont considérées comme des « anomalies » (c'est le terme consacré en médecine) peu dignes d'intérêt, car impossible à expliquer et à reproduire.

Heureusement, des chercheurs du monde paramédical ont décidé de s'y intéresser. Dans son ouvrage *Rémission radicale*[29] publié en 2014, Kelly Turner a révélé les résultats de sa recherche sur 1500 cas pour identifier des points communs dans la démarche de ces patients ayant connu une « rémission radicale » et, depuis, des milliers de personnes ont transmis leur témoignage sur sa page Facebook et son site Web.

J'y reviendrai plus loin et vous trouverez également plusieurs autres ouvrages de référence dans la bibliographie. Je vous invite vraiment à continuer à vous documenter là-dessus, parce qu'il est essentiel d'entretenir l'espoir pour améliorer vos chances de guérison. Chaque fois que vous lirez l'histoire de quelqu'un qui a défié les pronostics, vous renforcerez en vous la conviction que c'est bel et bien possible.

Lorsqu'on n'a plus d'espoir, lorsqu'on croit qu'on va mourir, il se déclenche dans le corps des réactions physiologiques qui activent certains mécanismes et entraînent précisément ce résultat. La recherche sur l'effet vaudou (ou effet nocebo) démontre que cette conviction qui habite une personne la conduit presque inévitablement vers la mort tout comme la conviction contraire, la confiance qu'un traitement va fonctionner, amène une amélioration.

Il existe d'ailleurs de nombreux cas documentés de « morts psychosomatiques ». Un article du Southern Medical Journal[30] décrit le cas d'un patient du Tennessee qui a été opéré pour un cancer de l'œsophage. Après l'opération, on lui annonce de bien mauvaises nouvelles. Les chirurgiens ont constaté que son foie semble très envahi par les métastases et qu'il ne lui reste que quelques mois à vivre. Après avoir reçu ce pronostic désastreux, il n'a plus qu'un objectif, passer un dernier Noël avec sa famille. Il se remet bien de l'opération et quitte l'hôpital à la fin octobre. Il retourne à l'hôpital d'urgence le lendemain du jour de l'An et décède en moins de 24 heures.

Cette histoire, malheureusement semblable à de trop nombreux récits que l'on entend, a toutefois quelque chose d'exceptionnel. L'autopsie a révélé que les examens avaient été mal faits et que, loin d'être en phase terminale, il n'avait qu'une petite lésion au foie qui n'aurait pas pu le tuer aussi rapidement. Les analyses n'ont rien révélé d'autre expliquant sa mort, et on a conclu à un décès d'origine psychosomatique. Ce cas, en apparence étonnant, démontre la puissance de l'effet du diagnostic et de l'influence des médecins.

L'impact des croyances et de la confiance est donc fondamental et malheureusement, comme je l'ai déjà expliqué, notre système médical ne permet pas d'en tenir compte. Cela part évidemment de bonnes intentions. On ne veut pas donner de faux espoirs aux patients, on veut éviter de faire des promesses irréalistes.

La position du médecin est compréhensible, car elle est très délicate. S'il suscite un grand espoir en promettant une guérison qu'il est loin d'être certain de pouvoir livrer, il commet une faute éthique. Les conséquences sont lourdes pour le patient qui reçoit de telles promesses et les médecins craignent également énormément les poursuites.

Dans notre système, le médecin agit selon les connaissances qu'il a acquises et les directives de son ordre professionnel. De mon côté, je ne suis pas médecin. Cela me permet de partager librement le fruit de mes expériences, de mes recherches et de mes convictions, sans être tenue aux mêmes contraintes. Comme votre médecin, je ne prétendrais jamais pouvoir vous promettre une guérison ; personne ne le peut. C'est VOUS qui pouvez prendre en main votre santé et amorcer votre propre guérison, si tel est le souhait de votre âme.

Je vous encourage à entreprendre toutes les démarches nécessaires si cela résonne en vous, car votre âme connaît la vérité. Elle sait si le moment est venu pour vous de quitter cette vie. Si vous êtes en paix avec cette idée, si vous ressentez que le verdict médical est juste et que vous avez accompli ce que vous êtes venu faire sur Terre, alors peut-être est-ce effectivement le cas. Offrez-vous la permission de mourir, car mourir n'est pas un échec : c'est l'aboutissement naturel de la vie pour chacun.

Cependant, si cette perspective ne trouve pas écho en vous, si vous sentez au fond de vous que c'est une erreur, alors persévérez ! Continuez à croire que tout est encore possible. Explorez d'autres voies, essayez des traitements alternatifs, mais surtout gardez espoir. Si 95 % des personnes ayant reçu un diagnostic similaire au vôtre ne survivent pas, il en reste tout de même 5 % qui s'en sortent. Et pourquoi ne feriez-vous pas partie de ces 5 % ?

Vous n'aviez probablement qu'une faible probabilité d'être touché par ce cancer en particulier, et pourtant, c'est le cas. Alors pourquoi ne pourriez-vous pas aussi appartenir aux 5 ou 10 % de personnes qui surmontent cette épreuve ? Pourquoi pas vous ?

Tout le monde a entendu parler de gens qui devaient mourir d'un cancer en quelques mois, mais qui ont défié leur pronostic médical. Il est aussi connu que de nombreux patients qui avaient des tumeurs bien délimitées ayant été retirées chirurgicalement ont, malgré tout, succombé rapidement. On peut en quelque sorte dire qu'ils sont morts de peur.

Lorsque vous vous sentez bien, heureux, cela se traduit physiologiquement par un message chimique qui transmet cette émotion à travers toutes les cellules de votre corps. Il se produit le phénomène inverse lorsque vous vous sentez malheureux, inquiet, angoissé. Nous avons déjà vu que comment vos émotions ont une incidence indéniable sur votre physiologie.

L'esprit contrôle le corps de manière involontaire. Il est

quasi impossible de ralentir son rythme cardiaque ou d'abaisser la température de son corps par la seule force de l'intention. Seules certaines personnes très entraînées, des yogis par exemple, y arrivent. Pourtant, ce sont des fonctions dirigées par le cerveau, qui est le siège de la pensée et de la volonté.

Il est extrêmement difficile pour un esprit occidental de croire qu'il peut contrôler les mécanismes de son corps. C'est toutefois un fait indéniable. Notre attitude, notre moral, nos croyances affectent notre biochimie et nous pouvons les transformer. Voilà pourquoi il est indispensable de nourrir son mental de témoignages et de faits qui viennent alimenter notre croyance en la guérison.

Je vous invite seulement à croire que la guérison est possible, même si vous êtes convaincu qu'elle est improbable.

Ouvrez-vous à cette éventualité et envisagez la vie en pensant ainsi : « Comme c'est possible que je guérisse, qu'est-ce que je pourrais faire dans un an ? Comme c'est possible que je guérisse, qu'est-ce qui pourrait m'aider à aller mieux ? Le médecin m'a dit que ses médicaments ne pouvaient pas vraiment me guérir ; alors, qu'y a-t-il d'autre qui pourrait m'aider ? »

À partir du moment où vous croirez qu'il y a une possibilité, vous allez modifier votre biochimie. Cela vous permettra également d'ouvrir vos yeux, votre cœur, votre âme et votre intuition à la recherche de solutions. Laissez-vous guider. Je ne saurais trop vous conseiller d'entreprendre des démarches pour apprendre à méditer, afin de découvrir comment vraiment vous tourner vers l'intérieur et laisser parler votre intuition.

Les réponses ne viendront pas de votre mental, de votre tête. Les pistes de solutions vont venir de votre intuition. Or, l'intuition est toujours présente. Certaines personnes savent plus naturellement que d'autres l'écouter, mais les autres ont tout intérêt à apprendre. Et ça s'apprend !

Pour bien des gens, la méditation représente quelque chose de bien abstrait au premier abord. Ce fut mon cas. Avec un mental qui roule à une vitesse infernale, comment m'arrêter et faire le vide ? Comment ne pas me sentir encore plus stressée alors que je suis assise là, censée me détendre pendant que mes pensées se bousculent ?

Là encore, il existe un nombre incalculable de livres, de cours et d'applications pouvant vous aider. Toutefois, pour de nombreuses personnes, cela semble presque impossible d'apprendre à faire le silence dans leur tête pour entendre l'intuition, surtout lorsqu'elles se trouvent en situation de stress élevé comme après un diagnostic pessimiste.

Pour moi, au départ, la seule méthode qui fonctionnait vraiment impliquait des méditations guidées. En me concentrant sur la voix et la musique, j'arrivais à mettre en sourdine le flux trop souvent angoissant de mes pensées.

Je vous invite à trouver sur Internet des visualisations et des méditations guidées qui vont vous aider si vous avez, comme moi, de la difficulté à faire le silence dans votre tête. De nombreux sites en offrent complètement gratuitement. Cela vous permettra d'entrer en vous-mêmes, de vous poser des questions et de trouver des réponses sur ce que vous devriez faire pour soutenir votre guérison.

Il est fondamental d'apprendre à entrer en contact avec son intuition et sa sagesse profonde, car c'est là que l'on trouve des réponses, des pistes de solutions.

6- Comprendre les cas de rémission inattendue pour les reproduire

Le corps humain possède intrinsèquement la capacité de guérir. Elle fait partie de notre nature et c'est ce qui explique que l'on se remet de diverses coupures, cassures et brûlures, généralement sans séquelle.

Dans la terminologie médicale, on qualifie les guérisons spontanées du cancer d'anomalies, de phénomènes exceptionnels et inexplicables. En partant, c'est bien dommage, car la guérison du cancer est un phénomène naturel qui nous permet de rester en vie. Il n'y a rien d'exceptionnel à ce qu'une cellule cancéreuse soit éliminée par l'organisme, et tout le monde mourrait très rapidement du cancer si cela ne se produisait pas chaque jour dans notre corps. Notre organisme produit quotidiennement des cellules cancéreuses ou mutantes qui sont éliminées naturellement.

Des autopsies effectuées sur des personnes mortes dans des accidents de voiture ont permis de découvrir que 40 % des femmes entre 40 et 50 ans présentent des cancers du sein microscopiques et 50 % des hommes ont des cellules cancéreuses dans la prostate. Dès l'âge de 70 ans, près de 100 % des gens ont des cellules cancéreuses à la thyroïde et 74 % des gens ont des microtumeurs dans le pancréas, même si très peu de gens développent ce cancer rare et virulent. Il est logique de conclure que nous formons des cancers naissants dans notre corps chaque jour sans nous en apercevoir, et la grande majorité de ces cancers disparaissent sans causer le moindre problème. Il est certainement intéressant de se demander ce qui fait que certaines personnes sont malades du cancer et d'autres pas, car la théorie du cancer aléatoire causé par la pure malchance ne tient pas la route devant ces chiffres.[31]

Tout le monde peut admettre que le corps arrive à se débarrasser de lésions cancéreuses microscopiques. Mais jusqu'à quel point les guérisons de cancers avancés sont-elles fréquentes ? Tout dépend de la personne à qui vous posez la question. Les thérapeutes qui préconisent des méthodes alternatives peuvent tous citer de nombreux cas que la plupart des oncologues rejettent du revers de la main. Deux médecins à qui je parlais de personnes que je connais personnellement qui se sont remises de cancers très graves et avancés ont eu la même réaction : il y avait sans doute eu erreur de diagnostic ! Faut-il qu'ils soient convaincus que c'est impossible pour préférer croire qu'une personne condamnée par la médecine après nombre d'examens plus poussés les uns que les autres aurait reçu un mauvais diagnostic ! Si c'est le cas, ça ne parle certainement pas en faveur de leurs méthodes d'examen !

Dans l'ouvrage *Spontaneous Remission: An Annotated Bibliography*[32] les auteurs Caryle Hirshberg et Brendan O'Regan répertorient plus de 3 000 rapports de cas ayant fait l'objet d'une révision par des pairs et publiés dans la littérature médicale.

Dans cet ouvrage de 1993, les auteurs définissent la rémission spontanée comme « la disparition, complète ou incomplète, d'une maladie ou d'un cancer sans traitement médical ou avec un traitement jugé insuffisant pour expliquer la disparition des symptômes ou tumeurs. »

Étant donné qu'il n'existait pas de référence standard aux rémissions spontanées avant ce projet, les chercheurs ont catalogué tout ce qui se trouvait dans la littérature médicale mondiale sur le sujet et leur ouvrage constitue la plus importante base de données au monde portant sur les rémissions spontanées, comptant plus de 3 500 références tirées de plus de 800 publications en 20 langues.

Ces 3 500 cas que l'on retrouve dans la littérature médicale sont constitués de récits rédigés par des médecins sur des cas inexplicables de guérisons que certains qualifient même de miracles. Plus d'un millier de ces cas représentent le récit de personnes guéries de cancers incurables de stade 4 qui ont tout simplement disparu.

La guérison spontanée du cancer n'est donc pas un événement aussi rare qu'on le croit généralement. Les patients dont les cancers avancés guérissent contre toute attente mettent au défi les croyances profondes de la plupart des oncologues. C'est ce qui explique que ces cas sont ignorés et classés dans la catégorie des anecdotes sans importance. Si seulement, au contraire, on s'y intéressait et on cherchait à comprendre ce qui les explique ?

Autre question à un million de dollars ! Comment se fait-il qu'il soit presque certain que votre médecin n'en ait pas entendu parler ?

Les médecins sont obligés de se fier aux données, aux résultats des études qui sont reconnues, c'est-à-dire celles qui sont faites dans les institutions de recherche établies et financées presque en totalité par l'industrie pharmaceutique. Les études sont commanditées par ceux qui investissent dans la mise au point des médicaments et qui les mettent en marché.

Évidemment, ce sont des études effectuées selon la méthode scientifique, basées sur des tests en double aveugle. Cela signifie que ni le chercheur, ni le patient, ne sait qui reçoit un vrai médicament ou un placebo, afin de pouvoir évaluer si le médicament est plus efficace que le placebo et dans quelle mesure.

Or, pour qu'un traitement soit adopté, il suffit que la recherche révèle que le médicament n'est que légèrement plus efficace que le placebo. Ça veut dire qu'on administre aux gens des produits hautement toxiques qui ne traitent le cancer que cinq ou six pour cent mieux qu'une pilule de sucre, finalement. Mais on oublie de tenir compte des effets secondaires et des conséquences de ceux-ci, sans compter leurs coûts astronomiques.

Par contre, lorsqu'un patient ne prend pas de médicament reconnu qui a été l'objet d'un protocole de recherche, la médecine considère qu'il ne fait « rien ». Peu importe s'il a, comme moi, recours à une foule de méthodes alternatives et se porte très bien, tous ces efforts sont considérés un peu comme des placebos : les compléments alimentaires, la méditation, l'exercice, le travail psychologique et spirituel.

Mon médecin ne s'intéresse pas à ce que je fais pour demeurer en rémission, car pour elle c'est tout simplement le fruit du hasard, de la chance. Et même si un médecin s'y intéresse au niveau personnel, au niveau humain, même s'il est ouvert et pose des questions du genre : « Qu'est-ce que vous faites de bon dans votre vie pour que ça aille bien comme ça ? », cela n'entrera jamais dans les statistiques et il ne peut en tenir compte afin de conseiller la même chose à d'autres patients. Cela revient toujours au fait que les médecins n'ont pas le droit de recommander quoi que ce soit qui ne soit pas scientifiquement prouvé. Or, les chercheurs financés par l'industrie pharmaceutique n'étudient que les produits rentables pour celle-ci.

Je ne dis pas que les chercheurs qui font ces recherches sont de mauvaise foi, je dirais même qu'ils sont presque tous de bonne foi. Toutefois, leurs rapports de recherche ne peuvent porter que sur ce qui concerne le produit étudié. Donc, tant que la science officielle ne s'intéressera pas justement aux cas des personnes qui vivent des rémissions prolongées contre toute attente, on ne saura jamais ce qui explique leurs résultats et les pratiques de ces gens-là ne seront jamais recommandées aux autres patients.

C'est pour cette raison que j'ai choisi d'écrire ce livre et de porter ce message. Il me semble essentiel que les gens sachent qu'il existe de nombreuses options en dehors des centres d'oncologie. Lorsque j'ai moi-même cherché des approches différentes, j'ai constaté qu'elles étaient presque absentes du paysage francophone. En anglais, on trouve beaucoup d'informations sur les méthodes alternatives, les plantes médicinales efficaces et les pratiques psychologiques, énergétiques et spirituelles bénéfiques, mais en français, c'est beaucoup plus rare.

Au départ, quand j'ai commencé à rédiger ce livre, j'avais l'intention de dresser le portrait de personnes qui ont connu une telle rémission « inexplicable ». Puis, alors que j'y travaillais déjà depuis un bon moment, l'ouvrage de Kelly Turner, *Rémission radicale*[33], est sorti en 2014.

Kelly Turner est une chercheuse américaine, spécialisée en oncologie intégrative, qui s'est intéressée aux cas de « rémission radicale », c'est-à-dire les guérisons inexpliquées et durables de personnes atteintes de cancers avancés, parfois sans traitement conventionnel ou avec des approches complémentaires. Elle est titulaire d'un doctorat de l'Université de Californie à Berkeley, où elle a étudié la psychologie et la sociologie de la santé.

L'idée de se consacrer à la rémission radicale lui est venue lorsqu'elle travaillait comme chercheuse en cancérologie. Elle s'est rendu compte que les cas de rémission inhabituelle, bien que rares, étaient souvent négligés par les institutions médicales classiques qui les considèrent généralement comme des cas anecdotiques, extrêmement rares, et donc peu dignes d'intérêt.

Au contraire, madame Turner était très intriguée, et elle a commencé à interroger des survivants du cancer et des praticiens de soins alternatifs dans plusieurs pays pour mieux comprendre les stratégies de guérison mises en œuvre par ces patients. Ses recherches se sont basées sur l'idée que l'étude de ces guérisons pourrait offrir des pistes intéressantes pour la compréhension de la maladie et la résilience du corps humain.

Les cas comme ceux que Kelly Turner a choisi d'étudier sont une source inestimable d'information. Si la science leur accordait davantage d'attention au lieu de les classer comme des anecdotes sans réelle valeur scientifique, et si elle investissait le temps nécessaire pour les analyser en profondeur, cela pourrait révéler des éléments communs entre ces individus ayant guéri ou atteint une rémission prolongée d'un cancer pourtant jugé incurable. Ces observations pourraient ouvrir de nouvelles perspectives pour comprendre les mécanismes sous-jacents à ces résultats exceptionnels.

Quels sont leurs points communs ? C'est une question légitime et profondément intéressante d'un point de vue scientifique. Pourtant, malheureusement, la science officielle ne s'y intéresse pas pour l'instant. Heureusement que des chercheurs comme Kelly Turner ont choisi de le faire et son livre devrait trôner sur la table de chevet de tous les oncologues de la planète. Toutefois, cela va prendre plus qu'une chercheuse isolée et quelques auteurs comme moi pour faire évoluer les choses. J'invite ici particulièrement les doctorants en psychologie qui pourraient étudier tout l'aspect psychique de la guérison. Ça me semble un sujet pertinent et extrêmement intéressant.

Comme le décrit Kelly Turner et comme j'ai été à même de le constater dans mes propres recherches, les personnes atteintes de cancer « incurable » qui vivent une rémission prolongée ont toutes des points communs dont le principal est d'avoir fait des changements importants dans leur vie. Elles ont appris à vivre pour elles-mêmes d'abord, à se faire passer en premier, à s'écouter en somme.

J'ai la soixantaine et quand j'étais jeune ma mère et mes éducateurs me disaient : » Arrête de t'écouter ». S'écouter était considéré comme quelque chose de négatif, un signe de paresse et de mauvaise volonté. S'écouter voulait dire, par exemple, arrêter ce que l'on est en train de faire lorsque l'on se sent fatigué ou arrêter de manger quand on n'a plus faim. « Arrête de t'écouter et finis ton assiette ! » Combien de fois ai-je entendu ça ? Aujourd'hui on sait très bien que d'obliger un enfant à finir son assiette lorsque son corps lui dit qu'il n'a plus faim est une bien mauvaise idée. On lui enseigne ainsi à ignorer son signal de satiété et à manger au-delà de ses besoins. C'est d'ailleurs, selon bien des chercheurs, un des facteurs qui favorisent l'obésité.

Il faut donc tout simplement réapprendre à s'écouter. Les personnes qui survivent au cancer ont appris à se respecter, à dire non, à imposer leurs limites. Cela se passe d'abord au point de vue psychologique. Le cancer se développe dans le corps parce que celui-ci réagit contre quelque chose. Alors contre quoi réagit-il ? Il réagit contre le stress, contre une pression qu'il n'est plus capable de supporter. Ce stress-là peut être physique. Par exemple, fumer une grande quantité de cigarettes et remplir ses poumons de goudron et de nicotine impose un grand stress aux cellules du poumon. Cela provoque éventuellement une réaction qui, malheureusement, est souvent une grave maladie pulmonaire ou encore, chez d'autres personnes, une maladie cardiaque.

Le stress peut donc être physique ou chimique, comme vivre dans un environnement très pollué ou se nourrir constamment d'aliments transformés remplis de substances plus ou moins nocives. Mais ce stress est le plus souvent psychologique, comme le fait d'endurer jour après jour après jour une situation qui nous pèse, qui nous mine, qui nous enlève notre joie de vivre. Il peut s'agir d'un emploi, d'une relation de couple, d'une situation familiale, d'une impasse financière.

Lorsque le stress est perpétuel et que l'organisme n'a plus suffisamment de répit, il se produit un phénomène où, en quelque sorte, le cerveau commande au corps : « Sors-moi de là, je n'en peux plus ! ». Et, malheureusement, la solution est trop souvent une maladie parce que, pour le corps, elle représente fréquemment une porte de sortie à nos problèmes. Il est fondamental de comprendre cela.

Si, par exemple, une personne n'en peut plus de son emploi, la maladie va la pousser à ignorer les considérations matérielles et à arrêter de travailler. Voilà ! La solution est trouvée ! Si elle commence à se rétablir et qu'elle reprend le même emploi, peut-on s'étonner que le cancer récidive ?

Même chose pour ceux (surtout celles !) qui sont les esclaves de tout le monde dans leur famille. C'est le cas de bien des superfemmes qui s'oublient pour servir les autres. Le corps est épuisé, le cerveau n'en peut plus et il s'organise pour les sortir de là. La maladie fait alors que tout d'un coup, ce sont les autres qui prennent soin d'elles : la solution parfaite !

Et, ultimement, la solution parfaite peut être de mourir. Parfois notre cerveau ne voit pas d'autres solutions pour nous libérer que de nous faire quitter notre corps. Et c'est souvent là que les maladies fulgurantes arrivent... devant une situation de laquelle notre cerveau veut absolument se sortir sans voir d'autres issues.

Mais dans ce cas, comment explique-t-on que certaines personnes développent un cancer, alors qu'elles semblent heureuses, que leur vie a l'air de bien fonctionner, qu'elles traversent une période positive ?

Et bien premièrement, leur situation n'est pas nécessairement ce qu'elle parait être. Bien des gens semblent heureux et épanouis de l'extérieur, mais à l'intérieur, c'est au prix de constamment nier qui ils sont vraiment.

Ce que la personne exprime, ce qu'elle révèle et même ce qu'elle dégage n'est pas nécessairement le fidèle reflet de ce qu'elle éprouve réellement. Bien des gens donnent le change, et semblent très positifs, alors que leur inconscient est hanté par la peur. Les croyances qui donnent naissance à la maladie ne sont pas toujours conscientes, malheureusement. Si elles l'étaient, elles seraient beaucoup plus faciles à transformer. Par exemple, une personne généralement très positive et optimiste peut porter en elle la croyance inconsciente qu'elle va développer un cancer dans la cinquantaine parce que c'est arrivé à plusieurs membres de sa famille. Si elle ne fait rien pour modifier ce programme, il y a de fortes chances qu'il se réalise. Et puis les personnes fortes et positives en ont marre parfois d'être considérée comme des rocs sur qui tout le monde peut s'appuyer et peuvent, consciemment ou non, avoir envie qu'on prenne soin d'elles. L'attention et l'amour des autres représentent un bénéfice secondaire non négligeable de la maladie. Lorsque j'étais enfant, les moments où j'étais malade étaient les seules occasions où ma mère se montrait douce et aimante. J'avais donc en moi ce programme que la maladie me donne accès à des privilèges auxquels je n'ai pas droit autrement, dont celui de prendre soin de moi.

Alors la personne est-elle vraiment heureuse, les apparences reflètent-elles la réalité ? Il faut se donner la peine de creuser. Si c'est le cas, peut-être son stress est-il d'une autre origine. Peut-être vit-elle dans une maison où il existe un niveau de toxicité qui cause beaucoup de problèmes à son corps : ça peut être une pollution électromagnétique, la présence de radon ou le voisinage d'une usine qui émet des polluants. Il faut comprendre que nous sommes tous différents et que nous avons des réactions variables face aux facteurs de stress, tant physiques que psychologiques.

Certaines personnes peuvent vivre dans une perpétuelle tension, être constamment sollicitées et prospérer dans un tel climat. C'est par exemple le cas des gens qui s'épanouissent dans une carrière de contrôleurs aériens, d'ambulanciers ou de médecins urgentistes. S'ils sont heureux et qu'ils ne tombent pas malades, c'est qu'ils sont dans leur élément. Mais ce genre de contexte, pour une autre personne, pourrait être fatal.

Par conséquent, les personnes qui semblent heureuses et épanouies, qui n'ont pas de problème apparent et qui développent un cancer vivent fort probablement un stress dont elles ne sont pas conscientes. Il faut essayer d'en trouver la source… Si c'est votre cas, je vous invite à utiliser votre intuition pour comprendre ce qui se cache derrière ce cancer. Plongez en vous et demandez-vous quelle est la cause de ce stress qui fait que votre corps n'en peut plus, ou quel est le rôle du cancer dans votre vie. L'hypnose, avec un thérapeute qualifié, peut être très utile dans de tels cas.

Et si vraiment vous ne trouvez rien, il est également possible que votre âme ait tout simplement décidé de vivre cette expérience pour des raisons qui nous échappent, ou qu'effectivement votre heure soit venue. Nous entrons là dans un domaine métaphysique très complexe.

La mort n'est pas une anomalie de la vie, la mort n'est pas un échec, la mort est la fin logique, la conséquence inévitable de toute vie. Alors, c'est possible que, quel que soit votre âge, votre âme ait fini son voyage sur Terre. Nous y reviendrons plus loin.

Quant à la personne toujours déprimée, pour qui la vie semble dure et davantage une source de souffrance que de plaisir, elle peut fort bien être plus confortable qu'on ne le croit dans cet état qui lui fournit l'excuse rêvée pour se décharger de ses responsabilités et ne pas réaliser son plein potentiel.

Certaines personnes se complaisent dans la douleur, et la croyance inconsciente qu'elles méritent d'être malheureuses et de souffrir longtemps pour expier un quelconque péché réel ou imaginaire. Et le corps, encore une fois, obéit aux ordres du cerveau de les garder en vie afin que cela s'accomplisse. Bref, on ne sait pas ce qui se passe réellement dans la tête et le cœur des gens et les apparences sont souvent trompeuses.

Quoi qu'il en soit, dans son premier livre, *Rémission radicale : survivre au cancer malgré les pires pronostics*, Kelly Turner nous présente neuf facteurs récurrents dans les changements que les survivants ont apporté à leur vie.[34]

Elle y explique que ces facteurs ne garantissent pas une guérison, mais peuvent jouer un rôle positif dans l'amélioration de la qualité de vie et dans le processus de rémission. Elle a ensuite écrit *Espoir radical*[35], ajoutant un dixième facteur qui souligne la nature profondément personnelle de la guérison.

Elle y suggère que le parcours de chacun vers la santé est unique et ne peut pas être entièrement prescrit par une approche universelle. Elle insiste également sur l'importance de considérer la guérison non pas seulement comme un rétablissement physique, mais comme un processus global qui inclut les dimensions émotionnelles, mentale et spirituelle.

J'ai pu constater que ses recherches l'avaient menée sensiblement aux mêmes conclusions que moi, et à ce que j'ai appliqué dans ma propre vie. Les personnes atteintes de cancer « incurable » qui vivent une rémission prolongée ont pour la plupart des points communs que je vais décrire dans les chapitres qui suivent.

Il est d'ailleurs très intéressant de constater que parmi ces facteurs, seul trois touchent des éléments concrets, physiques. Tous les autres sont d'ordre émotionnel et spirituel.

J'ajouterais que ces outils ont non seulement la capacité d'aider des personnes souffrant de cancer incurable, mais également celles qui souhaitent éviter les récidives de cancers curables, qui sont confrontées à d'autres maladies graves ou qui souhaitent tout simplement améliorer leur qualité de vie.

7- Comment favoriser la guérison ?

Prendre sa santé en main et cultiver son intuition

Mes contacts avec de nombreuses personnes ayant reçu un diagnostic de cancer de stade 4, « incurable », m'ont permis d'en arriver au constat que nous sommes tellement impressionnés par les médecins que nous acceptons tout ce qu'ils nous disent sans poser de questions, surtout quand nous recevons un diagnostic qui nous déstabilise.

Notre vulnérabilité et ce besoin tout naturel de nous sentir pris en main nous rassure, et nous fait souvent perdre notre sens critique.

Les médecins ne sont pourtant pas des super héros ! Ils ne savent pas tout et ils n'ont pas toutes les réponses. Pourtant, ils ont trop souvent une attitude paternaliste qui appelle la docilité. Il y a les « bons » patients. Ce sont ceux qui se soumettent et qui font ce qu'on leur dit sans trop poser de questions. Et puis il y a les patients « dérangeants » qui doutent, qui osent remettre en question ce qu'on leur dit, qui s'interrogent et s'informent sur les approches alternatives ou complémentaires.

Malheureusement pour la profession médicale, ces patients insoumis sont de plus en plus nombreux grâce à Internet. Et c'est une excellente chose ! Les personnes qui connaissent des guérisons inattendues ont en commun de prendre leur vie et leur santé en main, au lieu de capituler devant les autorités extérieures, qu'elles soient médicales ou autre. Être insoumis était peut-être une source d'ennuis lorsque vous étiez enfant, mais ça pourrait vous sauver la vie aujourd'hui.

Le médecin n'est pas responsable de votre santé, vous l'êtes ! Pour vous recommander le meilleur traitement, il se base sur des données rationnelles comme des résultats de tests, des protocoles et des statistiques. Il ne détient cependant pas toute l'information que vous possédez, consciemment ou inconsciemment, à propos de vous-mêmes et de ce dont vous avez besoin pour recouvrer la santé.

Il vous est certainement déjà arrivé, après coup, de penser : « Je le savais, quelque chose clochait avec cette personne... cet emploi... cet appartement... J'aurais dû écouter mon intuition. » Il en va de même pour votre santé. Au plus profond de vous, vous ressentez ce qui a provoqué le déséquilibre à l'origine de la maladie, tout comme vous percevez ce qu'il faudrait faire pour favoriser votre guérison. Personne ne peut le savoir mieux que vous.

Cependant, cela exige souvent un grand courage pour agir, surtout lorsque cela implique d'affronter des situations que vous avez toujours évitées. Trop souvent, ceux qui vivent pour les autres, incapables de dire non, finissent par s'épuiser au point de sacrifier leur propre vie pour ne pas déplaire.

Einstein disait : « La folie est de faire et de refaire la même chose en espérant des résultats différents. » Si votre mode de vie ou votre environnement a contribué à créer un déséquilibre dans votre organisme, il est évident qu'un changement s'impose pour espérer la guérison. Pourtant, les transformations nécessaires ne se limitent pas à l'alimentation ou à l'exercice physique, aussi importants soient ces facteurs. Ce qui compte davantage, ce sont les sources de stress, de tensions ou de mal-être profond qui affectent votre équilibre.

Nous avons vu au chapitre 4 que les cellules de votre

corps baignent dans une « soupe biochimique » influencée par vos pensées, vos émotions et vos interactions avec le monde. Trop de patients, face à un diagnostic grave, sombrent dans un sentiment d'impuissance que la médecine elle-même alimente souvent en leur annonçant des pronostics pessimistes et irréversibles. Or, de nombreuses études démontrent que le sentiment d'impuissance et la passivité affaiblissent le système immunitaire et diminuent même la survie des malades souffrant du cancer, tandis que l'autonomie et la prise en main renforcent les chances de survie.

Bon nombre de patients atteints d'un cancer « incurable » vivent la même chose : le personnel médical est convaincu qu'ils vont mourir, que c'est inévitable, qu'ils doivent l'accepter. Prendre contrôle de sa vie implique de refuser cela, et il faut être très solide pour y arriver. Pour contrer cette énergie négative, il est essentiel de s'entourer de personnes qui croient en votre potentiel de guérison. Cela peut inclure des amis, des thérapeutes, et, idéalement, un médecin ouvert à une approche globale. L'énergie d'espoir et de soutien que ces relations apportent peut être déterminante dans votre parcours.

Mais au-delà des soutiens extérieurs, il s'agit aussi de cultiver une relation de confiance avec vous-même, en utilisant tous les outils à votre disposition. Les patients qui, par exemple, acceptent de se prendre en main en participant à des ateliers, en faisant une thérapie et en apportant des changements à leur vie vivent plus longtemps.[36]

Lorsque l'on décide de prendre sa santé en main au lieu de se soumettre passivement aux recommandations d'une seule équipe médicale, on se retrouve inévitablement confrontés à des choix très diversifiés.

On a déjà abordé la question des multiples approches, thérapies, régimes, compléments, etc. qui sont souvent contradictoires. Vous découvrirez, par exemple, que la plupart des approches alternatives recommandent d'éliminer le sucre et de prendre certains compléments, alors que le médecin vous déconseillera de perdre du poids et de prendre ces compléments dont il ne connaît pas les effets ni les interactions avec vos médicaments. Comment s'y retrouver ? Il est sans aucun doute plus facile de suivre aveuglément les conseils du médecin, mais à quel prix ? Au prix de renoncer à être le capitaine de votre propre navire et de le conduire à bon port.

Trouver des réponses passe par l'apprentissage d'une écoute attentive de son intuition et par la confiance en celle-ci. Bien que cela puisse sembler simple en théorie, la réalité est souvent différente, car notre éducation nous pousse, dès le plus jeune âge, à accorder une priorité absolue aux figures d'autorité plutôt qu'à notre propre jugement. Parmi ces figures, les médecins occupent souvent une place centrale, perçus comme des détenteurs d'une autorité quasi totale en matière de santé.

Aussi, reconnaître que le médecin, malgré ses connaissances, reste humain et donc faillible, peut être profondément déstabilisant. Cette prise de conscience peut engendrer un sentiment d'insécurité, poussant de nombreuses personnes à se raccrocher aveuglément à ses paroles, même si cela implique d'accepter un pronostic funeste. Cette confiance aveugle, bien que compréhensible, peut limiter la capacité du malade à explorer d'autres avenues ou à chercher des réponses au-delà des cadres traditionnels.

Apprendre à équilibrer cette confiance envers l'expertise médicale avec une écoute sincère de sa propre intuition peut ouvrir des perspectives inattendues et enrichissantes.

La plupart des personnes qui guérissent contre toute attente sont convaincues qu'au fond d'elles-mêmes, elles savent mieux que personne ce dont elles ont besoin pour guérir Elles se fient donc à leur intuition pour prendre les décisions qui touchent leur santé et leur vie en général. C'est l'une des choses qui différencie les survivants des autres.

L'intuition est une faculté fascinante et mystérieuse qui a intrigué philosophes, scientifiques et penseurs depuis des siècles. Souvent appelée également « voix intérieure » ou « sixième sens », elle semble échapper aux lois de la logique pure et de la raison analytique. Pourtant, son rôle dans la prise de décision, la créativité, et même la survie, est indéniable. L'intuition est une boussole intérieure, un guide subtil qui, lorsqu'on apprend à l'écouter et à s'y fier, peut enrichir nos vies de manière significative.

L'intuition peut être définie comme une connaissance immédiate ou une compréhension qui ne passe pas par un raisonnement conscient. Elle se manifeste souvent sous forme de sensations corporelles (un « nœud » dans l'estomac, un sentiment de légèreté), d'images mentales, ou d'un « savoir » spontané sans explication logique. Les neurosciences commencent à percer les mystères de l'intuition, en montrant qu'elle est le résultat d'une intégration rapide et inconsciente de données accumulées par le cerveau. Ces données proviennent de nos expériences, nos apprentissages et même de nos observations inconscientes.

Par exemple, un médecin expérimenté peut avoir une intuition rapide sur un diagnostic simplement en observant un patient, avant même d'avoir effectué des tests. De la même manière, un entrepreneur peut sentir qu'un partenariat est prometteur ou non, sans pouvoir expliquer pourquoi.

L'intuition joue un rôle fondamental dans de nombreux aspects de notre vie. Elle agit comme un raccourci cognitif, permettant de prendre des décisions rapidement lorsque le temps ou les informations manquent. Elle est particulièrement précieuse dans des situations d'incertitude, où la logique seule ne peut fournir de réponse satisfaisante. Les décisions intuitives sont souvent justes, car elles s'appuient sur une synthèse inconsciente de nos expériences et connaissances qui opèrent en arrière-plan, hors de notre conscience immédiate.

Par exemple, des leaders et des chefs d'entreprise rapportent fréquemment que leurs choix les plus décisifs ont été guidés par leur intuition plutôt que par des analyses rationnelles. De grandes découvertes scientifiques, œuvres d'art révolutionnaires, et avancées technologiques reposent souvent sur des éclairs d'intuition. C'est notamment un fait bien connu que Mendeleïev a écrit le tableau périodique des éléments chimiques que l'on utilise encore aujourd'hui d'une traite, au réveil d'une sieste. Apparemment, il l'aurait vu en rêve. De son vivant, Mendeleïev a également eu le plaisir de constater que trois des éléments dont il avait prévu l'existence, le gallium, le scandium et le germanium, furent effectivement découverts et que leurs propriétés physiques et chimiques étaient telles qu'il les avait intuitivement prévues.

Einstein lui-même a décrit ses idées comme venant d'un « savoir intuitif » et l'histoire derrière la composition de la chanson *Yesterday* des Beatles est fascinante ! Paul McCartney a souvent raconté qu'il a littéralement « reçu » la mélodie dans un rêve. Il s'est réveillé un matin en 1964 avec cet air en tête, comme s'il avait été téléchargé depuis une source mystérieuse.

McCartney, encore dans la vingtaine à l'époque, était tellement surpris par la qualité de la mélodie qu'il a d'abord cru qu'il l'avait inconsciemment copiée d'une chanson existante. Pendant plusieurs semaines, il a joué cet air à ses amis et à d'autres musiciens pour s'assurer qu'il ne l'avait pas plagié. Ce n'est qu'après avoir confirmé qu'il était original qu'il a commencé à travailler sur les paroles.

L'histoire de Yesterday illustre parfaitement le rôle de l'intuition et de l'inspiration dans le processus créatif. McCartney a lui-même décrit cette expérience comme un phénomène inexplicable où la mélodie lui a été tout simplement « transmise ». C'est un exemple classique de ces éclairs de créativité que les artistes attribuent parfois à une source extérieure ou à leur subconscient.

L'intuition peut également nous aider à lire les émotions et intentions des autres, même lorsque leurs mots ou actions semblent indiquer autre chose. Elle nous permet d'établir des connexions profondes et de naviguer avec sagesse dans des situations interpersonnelles complexes, et de sentir à qui l'on peut faire confiance ou pas.

Dans des contextes dangereux, l'intuition peut nous avertir d'un danger imminent, même si nous ne percevons pas consciemment les indices. Ce mécanisme, héritage de nos ancêtres, a souvent sauvé des vies.

Malgré son importance, l'intuition est souvent négligée ou ignorée dans nos sociétés modernes, qui valorisent avant tout la logique, la raison et les preuves tangibles. Pourtant, ignorer son intuition peut entraîner des regrets, des erreurs de jugement ou des occasions manquées.

En effet, l'intuition est une expression de notre véritable moi. Elle reflète nos valeurs profondes, nos aspirations et notre sagesse intérieure. En l'écoutant, nous agissons en accord avec ce que nous sommes vraiment, au lieu de se laisser influencer par des pressions extérieures.

Faire confiance à notre intuition peut alléger le poids de la prise de décision, surtout lorsque les options semblent équivalentes ou incertaines. Cela nous permet de lâcher prise et de trouver une solution qui résonne avec nous.

Lorsque nous suivons notre intuition et constatons des résultats positifs, nous renforçons notre confiance en notre capacité à naviguer dans la vie. Cela crée un cercle vertueux où l'écoute de cette boussole intérieure devient naturelle. L'intuition nous pousse à être attentifs à nos sensations, nos pensées et notre environnement immédiat. Elle nous ancre dans le moment présent, loin des distractions du mental.

Comment développer et cultiver son intuition ?

Apprendre à écouter son intuition et à lui faire confiance est un cheminement qui demande du temps, de la pratique et de la patience. Mais les bénéfices en valent la peine : une prise de décision plus alignée, une créativité accrue, des relations plus authentiques et une vie ancrée dans le moment présent. Nous possédons tous cette boussole intérieure, mais nous devons apprendre à la manier avec soin et respect.

En cultivant cette capacité, nous pouvons naviguer avec plus de clarté et de sérénité dans notre vie courante comme dans le parcours de la maladie. Plus qu'une simple aide à la décision, l'intuition est une porte vers une existence plus riche, plus pleine de sens, et plus connectée à notre véritable essence.

Comme le disait Albert Einstein : « L'intuition est un don sacré, et la raison en est le fidèle serviteur. Nous avons créé une société qui honore le serviteur et a oublié le don. » Il est temps de redonner à ce don sacré la place qu'il mérite dans nos vies.

Or, l'intuition est comme un muscle. Moins on s'en sert, et plus sa force diminue. Entendre son intuition n'est donc pas facile pour de nombreuses personnes qui l'ignorent depuis des décennies. Mais, comme un muscle, il est possible de l'entraîner pour lui redonner de la vigueur. Plus vous vous exercerez à écouter votre intuition et à faire ce qu'elle vous conseille, et plus elle parlera fort. Pour y arriver, il existe une abondance d'exercices et de méditations guidées disponibles sur Internet. Certaines applications sont également fort utiles.

Pour commencer, prenez un moment chaque matin, au réveil, alors que votre mental n'a pas encore tout à fait repris les commandes, pour vous demander ce que vous pourriez faire aujourd'hui pour favoriser votre santé. Notez la première idée qui vous vient à l'esprit, sans juger, et suivez-la. Il peut s'agir de quelque chose qui vous semblera logique, comme faire une promenade au grand air, manger un aliment sain ou même prendre rendez-vous avec un médecin ou un thérapeute.

Mais il peut aussi s'agir de quelque chose de complètement farfelu en apparence, comme vous habiller en jaune ou aller vous acheter une sorte de bonbon que vous n'avez pas mangé depuis l'enfance. Quelle que soit l'idée, sachez que le geste sera bénéfique pour vous et passez à l'action. Une personne gravement malade a particulièrement besoin de légèreté et de plaisir pour stimuler sa force de vie, et ces conseils de votre intuition peuvent avoir pour unique but de vous faire sourire ou vous replonger dans l'énergie d'une époque remplie de joie de vivre.

En faisant cela tous les jours, vous exercerez votre « muscle » intuitif et vous apprendrez à lui faire confiance, car vous pourrez constater les bienfaits que vous apportent ces simples gestes qui semblent parfois dénués d'importance.

Je vous conseille de tenir un journal où, au réveil, vous noterez ces idées et aussi les rêves dont vous vous souvenez. En effet, l'intuition parle souvent par les rêves et il est possible de les orienter en se posant une question précise au moment de s'endormir. Plus vous accordez de l'attention à ce qui provient de votre inconscient, plus vous apprendrez à en décoder le langage et plus vos intuitions deviendront claires, fortes et précises.

Voici un survol de pratiques utiles pour cultiver cette faculté précieuse :

1. Écouter son corps : l'intuition s'exprime souvent à travers des sensations physiques. Prenez le temps de remarquer ce que vous ressentez face à une décision ou une situation. Un sentiment de légèreté peut indiquer un « oui », tandis qu'une tension peut signaler un « non ».

2. Pratiquer la méditation : le silence et l'immobilité sont essentiels pour entendre les murmures de l'intuition. La méditation calme le mental analytique et permet à l'intuition de s'exprimer plus clairement.

3. Tenir un journal : notez vos intuitions et leurs résultats. Cela vous aidera à reconnaître les schémas et à faire confiance à votre instinct.

4. Suivre son premier ressenti : lorsque vous devez prendre une décision rapide, écoutez votre première impression, avant que le mental ne prenne le dessus. Comme on le dit souvent familièrement, la première

idée est souvent la meilleure.

5. Se reconnecter à la nature : passer du temps dans la nature apaise l'esprit et stimule l'intuition. Les environnements naturels nous rappellent notre lien avec le monde et notre propre boussole intérieure.

6. Observer et écouter sans juger : cultiver une attitude de curiosité envers le monde et soi-même ouvre la porte à une meilleure compréhension intuitive.

Toutes ces démarches pour prendre votre santé et votre guérison en main ont pour effet de vous redonner votre pouvoir, alors que la médecine vous encourage à subir passivement les diagnostics et les traitements qu'on vous impose. En fait, rien dans la société ne nous encourage à nous prendre véritablement en main. Nous apprenons à nous fier à des personnes plus compétentes que nous pour choisir à notre place ce qu'il nous faut, et ce dès la naissance.

C'est souvent la voie la plus facile parce que cela nous donne le droit ensuite de nous plaindre et de blâmer les autres, alors que nous sommes seuls responsables de nos choix et de nos erreurs. Ce que je vous propose ici est un véritable changement de paradigme qui ne plaira pas nécessairement à vos proches et à votre équipe soignante. Pourtant, la recherche démontre que les personnes qui se prennent en main et suivent leur intuition ont de bien meilleures chances de défier les statistiques.

Les démarches intuitives, même lorsqu'elles semblent simples ou anecdotiques, peuvent déclencher des changements profonds. En suivant cette petite voix, vous activez des ressources intérieures insoupçonnées et envoyez à votre cerveau un signal puissant : celui de la vie et de la guérison.

N'oubliez jamais : vous êtes le capitaine de votre navire, et même dans la tempête, vous avez le pouvoir de déterminer votre cap. À vous de choisir entre la soumission aux diagnostics et le courage de suivre une rébellion intérieure qui pourrait bien vous sauver la vie.

Se libérer des émotions négatives et se nourrir d'émotions positives

Au cœur du cerveau reptilien, la partie la plus archaïque de notre cerveau, se trouve l'amygdale qui déclenche les fameuses réactions biologiques qui nous préparent à fuir ou nous battre. Or, comme nous l'avons vu, ces réactions peuvent être provoquées autant par nos perceptions que par la réalité. Pour arriver à désamorcer les mécanismes de défense de l'organisme qui nuisent tant au système immunitaire, il faut arriver à cesser de voir le monde comme une menace.

Il est, pour certaines personnes, plus facile d'accepter que nous ne sommes pas victimes de nos gènes que d'admettre que nous n'avons pas à être victimes de nos émotions. En effet, si les réactions biochimiques qui se déclenchent sont gérées par une partie animale du cerveau sur laquelle notre raison n'a aucun contrôle, il peut sembler bien illusoire de croire qu'on puisse y changer quelque chose.

Pourtant, c'est possible, car les pensées et les croyances sont à l'origine des émotions. La bonne nouvelle, c'est qu'on peut arriver à maîtriser ses pensées et ainsi améliorer la qualité de ses émotions.

Prenons le cas où une personne se fait attaquer par un chien. La peur (l'instinct de survie) provoque une décharge d'adrénaline qui lui donne l'impulsion de fuir ou de se battre. La pensée n'a rien à voir là-dedans et le corps est inondé d'hormones de stress.

En effet, dans le cas d'une attaque réelle, l'émotion (peur) arrive sans que la pensée et la raison n'interviennent. Mais combien d'attaques réelles vivons-nous dans une vie ? Dans notre quotidien, la plupart du temps, c'est une croyance, donc une pensée (ex. : les gros chiens sont méchants/dangereux) qui fait que nous avons une montée d'adrénaline lorsqu'un gros chien nous suit sur la rue.

En travaillant sur cette croyance pour comprendre son origine et la désamorcer, nous pouvons arriver à ne plus ressentir cette émotion qui n'est pas du tout justifiée. Si nous n'avions des réactions de fuite ou de défense uniquement lorsque nous sommes vraiment en danger, et non pas chaque jour, dans la circulation ou au bureau, nous serions bien moins stressés et malades.

Combien de personnes sont persuadées que nous vivons dans une société plus violente et dangereuse qu'il y a 40 ou 50 ans et ont peur de circuler la nuit, alors que les statistiques démontrent que les crimes violents sont en déclin, année après année, dans les pays occidentaux ?[37] Cela s'explique en grande partie par le rôle des médias qui amplifient la réalité en parlant sans arrêt des mêmes choses. Il en va de même de notre mental. Nous sommes portés à rabâcher sans arrêt les mêmes incidents, les mêmes drames qui appartiennent au passé, mais qui nous font encore souffrir souvent des années après le fait.

Chaque fois que nous ressentons des émotions négatives comme la peur, la tristesse, la colère, la honte, les regrets, la rancune, le ressentiment ou le pessimisme, cela déclenche une réaction qui fait circuler dans notre corps des hormones de stress toxiques qui empoisonnent nos cellules et empêchent les mécanismes de guérison de fonctionner de façon optimale.

Il est évidemment impossible de vivre sans jamais ressentir d'émotions négatives, et elles ne sont pas particulièrement néfastes lorsqu'elles sont passagères. Il est tout à fait normal d'être déçu, et même triste, lorsqu'une personne que l'on a très envie de voir décommande un rendez-vous à la dernière minute. Ce qui est malsain, par contre, c'est de rabâcher cette déception pendant des jours et d'en profiter pour se remémorer toutes les occasions où on nous a fait faux bond, en remontant jusqu'à la fois où maman a annulé une sortie au parc lorsqu'on avait 5 ans !

En 1998, une étude très sérieuse appelée *The Adverse Childhood Experiences study*[38] portait sur la relation entre les traumatismes vécus pendant l'enfance et les maladies graves développées à l'âge adulte. C'est la première fois que l'on s'intéressait de manière scientifique à ce sujet.

Un questionnaire portant sur les expériences difficiles vécues durant l'enfance a été envoyé à 13 494 adultes qui venaient de passer un examen médical standard dans un grand centre hospitalier. Soixante et onze pour cent ont répondu. Différentes catégories d'expériences traumatiques ont été étudiées : sévices psychologiques, physiques ou sexuels, violence contre la mère, parent ou tuteur souffrant de toxicomanie ou de maladie mentale, suicidaire ou emprisonné, etc.

Plus de la moitié des répondants ont déclaré avoir vécu au moins l'une de ces situations et vingt-cinq pour cent, deux ou plus. Les chercheurs ont trouvé une corrélation entre le nombre de types de traumatismes auxquels les répondants ont été exposés et leurs comportements à risque et les maladies qu'ils ont développées. Les personnes qui avaient été exposées à quatre ou plus de ces catégories de traumatismes avaient de 4 à 12 fois plus de risques de souffrir d'alcoolisme, de toxicomanie, de dépression et de tendances suicidaires. À première vue, cela n'est pas très étonnant.

Ce qui l'est davantage, toutefois, c'est que même celles qui n'avaient pas développé des comportements à risque avaient également plus de chances de souffrir de maladies comme certains cancers qui n'avaient aucun lien avec leur mode de vie. Les chercheurs ont conclu qu'il existe une forte corrélation entre l'exposition à la violence et à un foyer dysfonctionnel et plusieurs facteurs de risque amenant un décès prématuré chez les adultes.

Il est donc prouvé que les maladies graves se produisent davantage chez les personnes ayant vécu une enfance difficile. Les traumatismes vécus durant l'enfance nous affectent de bien des manières. Nous savons maintenant qu'ils influencent le développement du cerveau et notre capacité à bien réagir au stress, entre autres.

Il ne faut toutefois pas tomber dans le défaitisme et se dire que si la maladie s'est installée, c'est en raison de notre passé et que nous ne pouvons rien y faire aujourd'hui. C'est absolument faux, nous ne sommes pas obligés de rester victimes de notre passé. Il existe de nombreuses méthodes pour faire le ménage dans ces traumatismes qui nous ont souvent enlevé une partie de notre joie de vivre.

La plupart des personnes qui ont vécu des rémissions inespérées racontent qu'elles ont fait le ménage dans leur tête pour se libérer de telles émotions négatives. La maladie leur a fait réaliser qu'elles n'avaient plus de temps à perdre à en vouloir à des personnes qui sont souvent sorties de leur vie depuis longtemps ou à regretter des décisions passées sur lesquelles elles ne peuvent plus revenir.

Nous avons tous des émotions non résolues et bon nombre sont inconscientes. Si vous souhaitez aller vers la guérison, il vous faut prendre conscience de ce qui représente pour vous des sources malsaines de stress, d'émotions négatives, de colère.

Vous devrez faire le ménage dans votre tête et dans votre cœur ! Il existe de nombreuses approches, techniques et méthodes permettant de s'en libérer et il est indispensable d'entreprendre une démarche en ce sens pour stimuler les mécanismes de guérison du corps.

Et comme il est impossible d'éliminer toutes les sources de stress indésirable, je conseille à tout le monde d'apprendre des techniques de méditation, de relaxation, de visualisation.

Il existe de nombreux ateliers qui portent là-dessus, de même que des démarches pour se libérer de la colère et de la rancœur, pour faire la paix à l'intérieur de soi avec les personnes à qui l'on en veut, parce qu'en vouloir aux autres produit une énergie négative qui nous mine. Un sage a dit que la rancœur est comme un poison que l'on ingère chaque jour en espérant qu'il nuise à quelqu'un d'autre ! Lorsqu'on en veut à une personne, réalise-t-on seulement que ça ne fait absolument rien à cet individu ? La seule personne à qui l'on fait du mal lorsqu'on conserve de la rancune, c'est soi-même, tout en continuant à donner à l'autre énormément d'importance et de pouvoir sur sa vie, alors que c'est la dernière chose que l'on souhaite.

Il est donc impératif de faire des démarches pour s'en libérer. Ici j'aimerais ajouter qu'entreprendre une longue et coûteuse psychothérapie n'est pas toujours nécessaire. Cela peut, certes, être indiqué pour les personnes qui transportent un lourd bagage de traumatismes et de blessures non résolues, mais d'autres approches alternatives donnent souvent des résultats spectaculaires.

Il existe de nombreuses méthodes et je vous invite vraiment à faire des recherches pour en trouver une qui vous conviendra. Cela peut passer par l'expression artistique, par la prise de parole, par les arts martiaux, etc.

Les services d'oncologie offrent généralement des services de soutien psychologique où l'on peut vous accompagner et vous suggérer des ateliers ; les organismes de soutien aux personnes atteintes de cancer offrent également toutes sortes d'activités qui permettent de s'exprimer et de se libérer.

Comme cela est expliqué dans le chapitre portant sur l'épigénétique, si les émotions négatives que l'on porte en soi génèrent des hormones qui affaiblissent le système immunitaire et favorisent l'apparition et la croissance des maladies, dont le cancer, les émotions positives comme l'amour, la joie, l'optimisme et l'enthousiasme inhibent la production d'hormones de stress et stimulent au contraire la production de substances comme l'ocytocine, la sérotonine, la relaxine, la dopamine ainsi que les endorphines qui viennent baigner toutes les cellules du corps et stimuler les défenses contre le cancer.

Ces hormones ont un double effet sur le système immunitaire. Tout d'abord elles le poussent à l'action pour aller rétablir l'équilibre dans le corps et elles stimulent la production de globules blancs et de cellules NK (*natural killer cells*). En somme, si vous êtes joyeux et que vous vous sentez bien, votre organisme fera le nécessaire pour vous garder en vie le plus longtemps possible alors que si vous êtes stressé et malheureux, il ne travaillera plus aussi fort pour prolonger une situation pénible. Certaines études ont démontré que les personnes heureuses vivent en moyenne jusqu'à 10 ans de plus que les gens malheureux et sont moins malades. En somme, le corps fait tout son possible pour nous garder dans les situations qui nous rendent heureux. C'est exactement l'inverse du réflexe qui nous pousse à fuir lorsque nous nous sentons menacés.

D'autre part, il ne faut surtout pas oublier que le corps est un véhicule périssable qui permet à l'âme d'accomplir son périple sur terre et que chacun de nous va repartir lorsque le moment sera venu, même les personnes les plus lumineuses et positives.
Une incarnation n'a pas besoin d'être longue pour être complète et réussie. Aussi, quoi qu'on en pense, la

maladie n'est pas toujours un signe que quelque chose ne va pas, même si elle emporte une personne bien trop tôt au goût de son entourage. Elle est parfois le parfait outil de réalisation du plan de l'âme. La façon dont la personne elle-même traverse cette épreuve donne un bon indice à ce sujet.

Cultiver de puissantes raisons de vivre

Nous avons tous entendu parler de ces cas de personnes en fin de vie qui tenaient à demeurer sur terre assez longtemps pour assister à un événement important, comme un mariage, une graduation ou une naissance, et qui sont mortes peu après. Nous savons intuitivement que leur ardent désir d'être présentes à cet événement marquant les a maintenues en vie jusqu'à ce moment crucial pour elle. Le désir de vivre est un puissant moteur qu'il est important d'entretenir, quelles que soient les circonstances.

Toute personne qui souhaite guérir doit avant tout se demander : « Est-ce que j'ai vraiment envie de rester en VIE ? » Cela peut sembler au premier abord surprenant, mais bien des gens ne le souhaitent pas tant que cela. La « petite vie » dont je parlais précédemment leur pèse et ils ne se sentent pas la force de faire les transformations nécessaires. Si vous avez vraiment envie de rester en vie, demandez-vous pourquoi.

Pourquoi vouloir rester sur terre ? Pour guérir, il faut en avoir vraiment envie et savoir pourquoi. Cela nous amène à faire le nécessaire, consciemment et inconsciemment, pour que cela se réalise. Le travail sur soi nécessaire est parfois colossal et on ne saurait blâmer ceux qui ont envie de capituler.

Je vous invite à faire un petit exercice très révélateur qui permet d'aller récupérer au fond de soi bon nombre de désirs auxquels on a renoncé au fil du temps.

Tous les enfants rêvent d'accomplir mille et une choses. Ils sont enthousiasmés devant les infinies possibilités qu'offre la vie. Vous avez été comme ça un jour, avant que l'éducation et les responsabilités ne vous rendent « raisonnable ». Le fait de renouer avec vos rêves vous permettra de raviver la flamme intérieure capable de libérer en vous toutes les substances biochimiques qui stimuleront votre système immunitaire et augmenteront vos chances de recouvrer la santé.

Dans une ambiance feutrée et agréable, repensez à tout ce que vous aimiez faire lorsque vous étiez enfant. Fouillez dans vos souvenirs. Remémorez-vous ces moments précieux où vous vous sentiez vivre intensément, rempli d'espoir et de fougue. Pensez à ce que vous désiriez, durant l'enfance et l'adolescence. Souvenez-vous des idées « folles » et des rêves que vous avez mis de côté parce que vos parents n'en avaient pas les moyens, parce cela ne se faisait pas dans votre milieu et que, dans la vie, il faut bien faire des choix sensés.

Ensuite, rédigez la liste de vos désirs, jusqu'à ce que vous ayez noté une centaine de choses que vous avez envie de faire avant de mourir ! Oui, une centaine ! Vous constaterez qu'un certain nombre vous viendront facilement, mais que plus vous avancerez, plus l'exercice sera difficile. Obligez-vous à atteindre l'objectif. C'est souvent vers la fin de la liste que les rêves enfouis les plus profondément resurgissent. Accordez-vous tout le temps nécessaire !

Demandez-vous ce que vous aimeriez faire avant le grand départ. Quels projets méritent que vous y consacriez une partie de votre précieux temps ? Quels amis aimeriez-vous revoir ? Quelles expériences aimeriez-vous vivre ? Quels endroits aimeriez-vous visiter ?

Ne vous censurez pas, écrivez tout, même les idées qui vous semblent folles ou irréalisables. Au fur et à mesure, soulignez celles qui vous enthousiasment le plus.

Quels sont ces rêves qui causent l'accélération de votre rythme cardiaque, qui vous donnent le vertige, qui vous coupent le souffle, qui vous font vibrer en profondeur ?

Identifiez ainsi les désirs qui vous inspirent le plus. Que signifierait pour vous leur concrétisation ? Quel impact cela aurait-il sur votre motivation à rester en vie ? Projetez- vous dans le futur, en train de réaliser chacun de ces rêves. Fermez les yeux et imaginez tous les détails qui vous combleront lorsque vous les aurez atteints. Idéalement, notez cela dans un cahier que vous pourrez relire souvent pour vous inspirer.

Une fois que vous aurez identifié plusieurs choses que

vous voulez absolument faire avant de mourir, vous retrouverez l'envie de rester et ça va vous faire penser à autre chose qu'au cancer. Si, dans cette liste, il y a par exemple un voyage en Inde, et bien documentez-vous sur l'Inde. Lisez sur le sujet, commencez à magasiner les billets d'avion, sans vous dire : « C'est ridicule, il ne me reste que six mois à vivre, je suis de plus en plus faible, non je n'irai pas en Inde ». Garder plutôt les yeux (et le cœur !) fixés sur cet objectif et ça va vous aider à continuer d'avancer.

C'est une manière de dire à votre corps que vous ne croyez pas que vous allez mourir d'ici peu. Votre cerveau reçoit le message. Il ne peut que conclure que si vous magasinez un voyage, c'est que vous n'êtes vraiment pas à l'article de la mort !

Avoir un objectif, quelque chose qui nous garde les yeux orientés vers l'avenir et non la mort, est primordial. Que font la plupart des gens qui reçoivent un diagnostic de maladie mortelle et qui se croient en sursis ? Ils commencent à rédiger leurs dernières volontés, faire des préarrangements, planifier leurs funérailles et la manière dont ils veulent que leurs enfants disposent de leurs cendres, et ainsi de suite. Sur quoi se focalisent-ils ? Sur la mort. L'organisme se met alors forcément en route vers la mort.

Par contre, si vous planifiez un voyage ou autre chose, comme vous inscrire à un cours qui commence dans six mois ou encore acheter un abonnement pour la prochaine saison sportive ou symphonique, cela garde votre esprit orienté vers la vie. Ne vous préoccupez pas des gens qui vous diront : « Tu gaspilles ton argent ».

Pour le voyage, prenez une assurance annulation, si ça vous rassure ! La plupart des billets pour différentes activités sont transférables, et quand bien même que vous perdriez quelques centaines de dollars, ce n'est pas la fin du monde pour vous garder dans l'esprit de la vie !

Cela m'amène à parler de l'importance de s'entourer de gens positifs. Fréquentez des personnes qui croient que vous allez vous en sortir et qui vous soutiennent dans vos démarches. C'est primordial parce qu'évidemment, l'attitude des autres nous influence beaucoup.

Nourrir sa spiritualité

Bien des gens rejettent du revers de la main l'idée même de spiritualité parce qu'ils l'associent aux mauvaises expériences liées à la religion qu'ils ont eux-mêmes vécues ou observées autour d'eux. Nous avons tous entendu parler d'intégristes religieux qui se sont fait exploser en tuant des dizaines d'innocents ou de prêtres à la fois culpabilisants et agresseurs. Si c'est cela, la spiritualité, peut-on blâmer ceux qui la rejettent d'emblée ?

Mais la véritable spiritualité n'a rien à voir avec le fanatisme, elle n'a même rien à voir avec la religion. La véritable spiritualité, c'est la communion avec le mystère qui nous entoure, avec tout ce qui constitue l'essence même de ce que nous sommes.

La majorité des personnes qui déjouent les pronostics ont développé une forme de foi, qui s'exprime de toutes les façons imaginables.

Il s'agit de cultiver une connexion profonde avec quelque chose de plus grand que soi-même, que ce soit la nature, l'univers, ou une puissance supérieure comme

Jésus, la Vierge Marie, Allah, Yahweh, les maîtres ascensionnés, les anges, les saints ou les guides spirituels.

Peu importe. Ce sentiment de ne pas être seul, de faire partie d'un tout plus grand que soi aide non seulement à vivre, il aide à guérir. Lorsque l'on ressent que l'on n'est pas venu ici pour rien, que l'on a quelque chose de particulier à accomplir et que l'on repartira ensuite vers de nouvelles expériences dans d'autres univers, on se sent à la fois plus fort et moins craintif. On sait alors que rien n'est attribuable au hasard et à la malchance et que le sens de son passage sur terre fera en sorte que l'on y restera le temps qu'il faut, à condition de ne pas s'abandonner au désespoir et de croire en la puissance de l'étincelle divine au fond de soi.

Cette connexion spirituelle nous préserve également de la peur de la mort. En effet, lorsque nous ressentons que nous faisons partie d'un tout infini et immortel, la mort perd son pouvoir terrifiant. Notre objectif n'est plus de survivre à tout prix, il est plutôt de vivre le temps qu'il faut pour goûter à ce que cette incarnation peut nous offrir et accomplir notre mission sur terre avant de continuer notre périple dans d'autres dimensions.

Si tout cela vous semble être de la foutaise, je vous encourage à vous renseigner sur les expériences très intéressantes vécues aux frontières de la mort. Les témoignages à ce sujet sont de plus en plus nombreux, car la technologie médicale moderne permet de réanimer des personnes qui, il n'y a pas si longtemps, auraient été déclarées mortes pour de bon. La similitude de ce qu'elles relatent est frappante, indépendamment de leur culture.

Un grand nombre de ces survivants fait état d'expériences qui ne peuvent s'expliquer par des phénomènes chimiques qui se produiraient dans le cerveau. Certains ont des visions de proches qui se trouvent à des milliers de kilomètres de distance, alors qu'en étant cliniquement morts, ils ont vu précisément ce que faisait l'être cher, ce qu'il portait, etc. Cela suffit à convaincre que tout ne prend pas fin avec la mort et que nous sommes plus que notre corps. J'y reviendrai au chapitre 7.

Même la science fondamentale s'ouvre de plus en plus à

la spiritualité. Certains chercheurs estiment que les découvertes en physique quantique et la spiritualité pourraient converger sur des idées fondamentales concernant la nature de la réalité, la conscience et l'interconnexion entre toutes choses.

La physique quantique révèle que, au niveau subatomique, les particules peuvent exister dans plusieurs états en même temps (principe de superposition) et que leur comportement est influencé par l'observation (effet de l'observateur). Cela suggère que la réalité est plus fluide et interconnectée que ce que perçoivent nos sens, un peu comme si la conscience ou l'intention humaine jouait un rôle dans la manifestation du monde physique.

Sur le plan spirituel, ces découvertes viennent appuyer l'idée d'une unité fondamentale dans l'univers, où tout est relié et où la conscience serait un élément central de l'expérience. Cette vision est en harmonie avec des concepts issus de philosophies orientales et de pratiques spirituelles, qui voient la réalité comme une manifestation interconnectée et considèrent la conscience comme un principe universel.

En résumé, le lien entre physique quantique et spiritualité repose sur l'idée que la réalité serait indissociable de la conscience et de l'interconnexion, une vision qui pourrait redéfinir notre compréhension du monde et du soi.

Sur un plan plus personnel, nous avons tous, à plusieurs reprises, vécu des instants magiques où nous avons pu ressentir cette communion avec une autre dimension, au-delà de ce monde matériel qui nous entoure. Personnellement, j'ai souvent ressenti la présence de personnes chères décédées, et leur regard bienveillant sur moi pour me guider et me protéger.

J'ai vécu des synchronicités étonnantes, comme cette fois où je me posais des questions à savoir si je devais, ou non, me rendre à la célébration de la vie de ma mentore Debbie Ford à San Diego. Ce voyage de dernière minute en Californie me semblait déraisonnable, mais en entrant dans ma voiture en songeant à la question, j'ai allumé la radio et la chanson *Going to California* de Led Zeppelin jouait. Vous admettrez avec moi que ce n'est vraiment pas une chanson que l'on entendait souvent dans les années 2010 ! Ce fut ma réponse, envoyée par l'univers, et je n'ai jamais regretté ce voyage qui a été extrêmement marquant dans ma vie.

Ces signes et ces messages sont bien plus fréquents qu'on ne le pense. Cependant, notre manque de présence ou d'attention nous empêche souvent de les percevoir. Porter une attention particulière aux synchronicités et leur attribuer une réelle signification semble avoir un effet multiplicateur, chaque nouvelle occurrence venant renforcer ce sentiment d'être guidé et soutenu. Les personnes capables de retrouver ou de cultiver une connexion avec une force plus grande qu'elles-mêmes, qu'on l'appelle Dieu, énergie, univers, ou autrement, montrent souvent une meilleure résilience face aux défis de la guérison. Et lorsque la mort survient, elles s'en approchent généralement avec plus de sérénité.

Je vous encourage donc à explorer et approfondir votre dimension spirituelle, de la manière qui vous correspond le mieux. Aujourd'hui, il n'existe pas de voie unique ou universelle.

Pour certains, cette connexion se trouve dans la contemplation de la nature ; pour d'autres, dans la prière, la méditation, le yoga, la création artistique ou les rituels initiatiques. D'autres encore la nourrissent en visitant des lieux empreints de spiritualité. Quelle que soit la méthode qui résonne en vous, adoptez-la pleinement. Les bienfaits que vous en retirerez seront immenses, non seulement pour votre équilibre mental, mais aussi pour votre santé physique.

Modifier son alimentation

Lorsque l'on commence à faire des recherches sur la manière de favoriser la guérison des personnes atteintes de cancer, on est de tout de suite frappé par la quantité d'informations qui existe sur le rôle de l'alimentation dans la maladie et la guérison. Il y a quelques années, le Dr Richard Béliveau, biochimiste bien connu au Québec pour ses recherches sur la prévention du cancer, a publié *Les aliments contre le cancer*[39] où il fait l'éloge de certains aliments et du maintien d'un poids santé pour non seulement prévenir la maladie, mais également faciliter la guérison et éviter les récidives lorsque l'on est déjà atteint.

L'approche du docteur Béliveau n'est pas aussi radicale que de nombreuses cures qui sont vantées sur Internet et un peu partout comme pouvant faire des miracles. Certains préconisent une alimentation exclusivement crue et végétale, bannissant évidemment la viande et les produits laitiers. D'autres traitent à l'aide d'un régime macrobiotique essentiellement composée de riz et de légumes racines cuits. D'autres encore vantent les mérites du jus d'herbe de blé, de la crème Budwig, du fromage cottage, des champignons, du curcuma, du thé vert ou du noni, un fruit tropical au goût plutôt douteux, mais aux vertus curatives apparemment extraordinaires.

Je ne décrirai pas ici les différentes approches de traitement par l'alimentation, car elles sont extrêmement nombreuses et très bien documentées. Chacune de ces méthodes peut compter sur d'ardents défenseurs, qui ont souvent eux-mêmes obtenu des résultats spectaculaires grâce à elles. Elles ont certainement toutes leurs mérites, puisque de nombreuses personnes peuvent témoigner des bienfaits qu'elles leur ont apportés.

Là encore, comme je l'ai mentionné précédemment, l'important est de trouver une méthode qui nous convient, en écoutant notre intuition. Pour avoir étudié la plupart de ces méthodes et essayé plusieurs d'entre elles, je peux vous communiquer ce qui ressort de manière générale, et ce qui est à privilégier avant tout.

Toutefois, je tiens à exprimer dès le départ que je suis quelque peu agacée par ces apôtres d'un mode de vie sain qui préconisent souvent des changements si radicaux qu'ils obligent à retirer de notre existence tout ce qui nous fait plaisir pour le remplacer par des choses qui ne nous attirent pas du tout, sinon elles feraient déjà partie de notre mode de vie depuis longtemps !

Selon moi, l'élément le plus important pour espérer guérir du cancer et demeurer sur terre malgré une maladie soi-disant incurable, c'est d'augmenter son niveau de joie, de bonheur et de plaisir dans la vie. C'est cela qui, avant tout, permet à notre corps d'enclencher ses mécanismes de guérison.

L'alimentation, bien que très importante, est tout de

même secondaire à l'état psychologique. Donc, en alimentation comme en toute autre chose, mon principal conseil est de vous faire plaisir avant tout. Comme vous sans doute, j'ai connu des gens qui se sont alimentés le plus sainement possible toute leur vie, ne consommant que des aliments frais et bio, et qui ont été frappés d'un cancer fulgurant.

J'ai connu également des « gourous de l'alimentation » qui préconisent une alimentation tellement rigide et dénuée de plaisir que, personnellement, en tant que gourmande et gourmet, j'ai renoncé en me disant que si c'est ce qu'il fallait faire pour rester en vie, je préférais mourir. Pour moi, manger est un plaisir fondamental et m'en priver ne peut en aucune façon susciter en moi le désir de vivre si indispensable à la guérison.

Cependant, lorsqu'on entend les témoignages de nombreuses personnes qui ont grandement prolongé leur espérance de vie, et même obtenu une guérison complète en changeant leur alimentation, il serait stupide de faire la sourde oreille. Il est quand même intrigant que des diètes aussi contradictoires que l'alimentation vivante (végétalienne crudivore), le régime macrobiotique (riz et légumes racines cuits) ou le régime paléolithique (fruits, légumes, noix et viandes le moins transformés possible) donnent tous d'excellents résultats pour certaines personnes (et pour toutes sortes de maladies). Je me suis donc demandé ce que ces régimes avaient en commun.

D'abord, il faut regarder comment mangeaient auparavant les personnes qui ont connu du succès avec ces régimes. Dans la plupart des cas, elles se nourrissaient mal. Comme pour la majorité des Nord-Américains, leur alimentation comportait beaucoup de sucre et de céréales raffinées, ainsi que des produits industriels transformés. Le régime radical qu'elles ont adopté était donc nettement plus sain, d'autant plus qu'elles le suivaient avec l'énergie du désespoir. Ces gens témoignent très souvent non seulement de leur progrès vers une rémission du cancer, mais aussi d'un regain d'énergie et de la disparition d'autres symptômes comme le diabète, les douleurs aux articulations, etc.

Selon moi, tout le monde aurait intérêt à grandement diminuer sa consommation de sucre et de céréales raffinées, ainsi que de produits industriels transformés, pour les remplacer par des aliments frais, idéalement bio, le plus près possible de leur état naturel. Cela est d'autant plus vrai pour les personnes atteintes de cancer.

Le sucre est particulièrement néfaste. Depuis le début du XXe siècle, la consommation de sucre par habitant en Amérique du Nord a considérablement augmenté. À cette époque, un Nord-Américain consommait en moyenne moins de 5 kg de sucre par an, composés surtout de sucres naturels comme la mélasse, le miel et le sirop d'érable. Cette consommation a connu une croissance continue au fil des décennies, atteignant environ 35 kg par personne et par an au début du XXIe siècle.

Cette augmentation s'explique par une industrialisation accrue de la production alimentaire, une disponibilité plus large des produits sucrés et des changements significatifs dans les habitudes alimentaires. Or, comme notre organisme n'a pas réellement eu le temps de s'adapter, les conséquences en matière de santé publique sont lourdes, notamment en ce qui concerne l'obésité, le diabète et d'autres maladies liées à une consommation excessive de sucre.

De plus, la science médicale sait depuis longtemps que les cellules cancéreuses métabolisent le sucre beaucoup plus rapidement que les cellules saines. C'est d'ailleurs exactement comme cela que fonctionne la tomographie par émission de positons (TEP ou PET scan en anglais) qui sert à identifier les zones où le cancer est présent dans le corps.

Pour effectuer ce test, on injecte au patient un liquide contenant du sucre (glucose) associé à des isotopes radioactifs. Après un moment d'attente, il est ensuite allongé dans une sorte de scanner avec un large anneau. Différents détecteurs placés à l'intérieur de l'appareil enregistrent les rayonnements émis par les organes et produisent des images sur un écran. Les variations dans la luminosité permettent d'identifier les endroits du corps où le glucose radioactif s'est concentré, car un tissu cancéreux utilise davantage de sucre qu'un tissu normal. Son image sera donc plus lumineuse.

Le lien entre le cancer et le sucre a été découvert dans les années 20 par un dénommé Otto Warburg. Ce physiologiste allemand, biochimiste et docteur en médecine a reçu un prix Nobel pour avoir découvert que les cellules cancéreuses tirent leur énergie différemment des cellules saines en consommant beaucoup plus de glucose que ces dernières. Il a émis l'hypothèse que la croissance du cancer est attribuable à la transformation du glucose en énergie par les cellules cancéreuses sans utiliser d'oxygène.[40]

Pour simplifier, cela signifie que les cellules cancéreuses ont besoin de beaucoup de sucre pour croître et proliférer. Par conséquent, en éliminant le sucre de son alimentation, on peut en quelque sorte les affamer et ainsi ralentir, voire freiner, leur croissance.

Même si ce n'est pas aussi simple que cela, il est certain que le fait de consommer du sucre nourrit le cancer et que le fait de l'éliminer ne peut pas nuire ! De toute façon, cancer ou pas, nous consommons beaucoup trop de sucre dans nos sociétés occidentales, et tout le monde aurait intérêt à en limiter l'apport.

Il faut aussi savoir que les aliments à indice glycémique élevé, comme ceux qui contiennent des farines blanches raffinées, agissent exactement comme le sucre dans le sang. Ils sont donc en réalité des sucres pour l'organisme. Non seulement sont-ils une nourriture de choix pour les cellules cancéreuses, mais leur consommation provoque la libération d'insuline dans le sang et de nombreuses cellules cancéreuses montrent une hyperactivation des récepteurs de l'insuline. Cela veut dire qu'un taux élevé d'insuline dans le sang favorise également le développement des tumeurs.

Les aliments à indice glycémique bas, qui n'ont pas pour effet d'élever le taux de sucre et d'insuline dans le sang, sont donc conseillés à tout le monde et surtout aux personnes atteintes de cancer. Il est facile de trouver des tableaux de l'indice glycémique des aliments sur Internet. Vous pourrez constater que même si l'on décide de manger surtout des aliments à indice glycémique bas, on peut très bien conserver une alimentation appétissante et variée.

D'autre part, les aliments industriels transformés sont évidemment idéalement à consommer avec grande modération pour plusieurs raisons. Premièrement, ils contiennent presque toujours beaucoup de sucre, de farines blanches et d'amidons de toutes sortes qui ont un indice glycémique aussi élevé que le sucre.

De plus, les précieux éléments nutritifs dont regorgent les aliments au naturel sont presque toujours détruits lors du processus de transformation qui en fait des « calories vides ». Enfin, il suffit de regarder la liste de leurs ingrédients pour voir qu'ils contiennent de nombreux produits chimiques dont les effets cumulatifs sur l'organisme sont souvent inconnus.

N'oublions pas que pour guérir le cancer, il faut rétablir l'équilibre dans le corps pour que celui-ci relance ses mécanismes naturels de guérison. Éliminer les sucres et les produits chimiques au nom imprononçable pour les remplacer par des aliments sains et naturels ne peut qu'aider !

Le jeûne et la biologie du cancer

Des études récentes explorent le potentiel du jeune pour combattre le cancer et optimiser les effets de la chimiothérapie.

Les cellules cancéreuses se caractérisent par une prolifération rapide et une demande énergétique accrue. Contrairement aux cellules saines, elles dépendent fortement de l'apport constant de nutriments, notamment du glucose, pour soutenir leur croissance effrénée. Cette distinction a conduit les chercheurs à se demander si la privation contrôlée de nutriments, via le jeûne, pourrait affecter sélectivement les cellules tumorales.

Des études ont montré que le jeûne peut retarder la progression de certaines tumeurs chez l'animal. Par exemple, des cycles de jeûne ont été aussi efficaces que la chimiothérapie pour ralentir la croissance de cancers du sein, de mélanomes et de gliomes chez la souris. De plus, la combinaison du jeûne avec la chimiothérapie a montré une efficacité supérieure à la chimiothérapie seule dans ces modèles animaux.[40]

Le jeûne et la chimiothérapie : la potentialisation des effets

La chimiothérapie, bien qu'efficace pour cibler les cellules cancéreuses, affecte également les cellules saines, entraînant des effets secondaires significatifs.

Des recherches suggèrent que le jeûne pourrait offrir une double action : sensibiliser les cellules cancéreuses aux agents chimiothérapeutiques tout en protégeant les cellules normales.

Cette hypothèse repose sur le concept de *résistance différentielle au stress*. En période de jeûne, les cellules saines entrent dans un état de maintenance, réduisant leur activité métabolique et augmentant leur résistance aux stress environnementaux, y compris les traitements toxiques. À l'inverse, les cellules cancéreuses, en raison de mutations oncogéniques, ne parviennent pas à s'adapter au jeûne et restent vulnérables aux agents chimiothérapeutiques.

Des études cliniques préliminaires ont rapporté que des patients ayant volontairement jeûné pendant 48 à 72 heures avant et après la chimiothérapie ont ressenti moins d'effets secondaires, tels que nausées, vomissements et fatigue.

Le jeune est une pratique qui existe depuis la nuit des temps et qui fait partie des préceptes originaux de toutes les religions. Ses bienfaits sur la santé ne sont plus à démontrer et il représente une stratégie à intégrer à son hygiène de vie, que l'on soit malade ou en santé.

Le microbiome, le cancer et la santé

L'alimentation joue également un rôle central dans la santé et l'équilibre du microbiome, cet écosystème complexe de micro-organismes vivant principalement dans notre intestin.

Les choix alimentaires influencent directement la composition et la diversité des bactéries intestinales, qui participent à des fonctions clés telles que la digestion, la régulation du système immunitaire et la production de métabolites bénéfiques comme les acides gras à chaîne courte. Une alimentation riche en fibres, en légumes, en fruits, en légumineuses, en céréales complètes, ainsi qu'en aliments fermentés (comme le kéfir, le yaourt, le kombucha ou la choucroute) favorise un microbiote intestinal diversifié et résilient, essentiel à la santé globale. À l'inverse, une consommation excessive d'aliments transformés, riches en sucres raffinés et en graisses saturées, peut altérer cet équilibre en favorisant les bactéries pathogènes.

Les recherches récentes révèlent que le microbiome influence directement la réponse du corps au cancer, ainsi que l'efficacité des traitements comme l'immunothérapie et la chimiothérapie. Des recherches menées à la Mayo Clinic mettent en lumière des associations spécifiques entre le microbiote intestinal et les résultats des traitements contre le cancer, grâce à l'analyse de plus de 2 000 échantillons de selles. Ces travaux explorent comment les enzymes et métabolites produits par le microbiome affectent les réactions aux traitements et les effets secondaires éventuels.[41]

Au-delà du cancer, des déséquilibres dans le microbiome sont liés à des conditions comme le diabète de type 2, l'arthrite rhumatoïde, la dépression et les troubles neurologiques. Des recherches ont identifié comment des modifications du microbiote intestinal influencent la progression de ces maladies.

Après des traitements médicaux tels que la chimiothérapie, les antibiotiques ou la radiothérapie, qui peuvent perturber considérablement le microbiome en réduisant la diversité bactérienne et en favorisant des déséquilibres (dysbiose), il est crucial d'adopter des mesures pour le rétablir.

Intégrer des prébiotiques (fibres qui nourrissent les bonnes bactéries) et des probiotiques (micro-organismes vivants bénéfiques présents dans certains aliments ou compléments) dans son alimentation est une stratégie clé.

De plus, réduire les aliments pro-inflammatoires et privilégier une diète anti-inflammatoire riche en oméga-3, en polyphénols (présents dans les baies, le thé vert, ou les épices comme le curcuma) et en aliments entiers peut aider à restaurer l'équilibre.

La patience est également de mise, car reconstruire un microbiote sain après des perturbations demande du temps. Un soutien personnalisé avec l'aide de professionnels de la santé spécialisés dans la santé intestinale peut optimiser le processus et améliorer les résultats à long terme. Ce domaine de recherche est en constante évolution et promet des avancées passionnantes pour les années à venir.[42]

Je vous conseille donc de faire vos recherches et

d'apporter à votre alimentation les changements qui vous paraissent censés et réalistes. Toutefois je vous mets en garde de ne pas tomber dans la rigidité et l'orthorexie, ce nouveau fanatisme alimentaire qui prive trop de gens de l'immense plaisir de la bonne chair. Quoi de meilleur pour le moral qu'un succulent repas préparé avec amour et dégusté avec appétit en bonne compagnie ?

La priorité devrait toujours demeurer d'apporter dans votre vie le plus de plaisir et de joie possible. Compte tenu de cela, un délicieux morceau de gâteau partagé dans le bonheur avec un être cher est meilleur pour vous, malgré le sucre qu'il contient, qu'une salade de légumes et de lentilles mangée en déprimant seul devant la télé. Bref, faites preuve de discernement, et choisissez vos plaisirs !

Personnellement, j'essaie de m'alimenter le plus sainement possible la plupart du temps. Toutefois, je ne raterai très certainement pas une sortie au restaurant ou une invitation chez des amis, lorsque cela est susceptible de m'apporter du bonheur. Ma philosophie, c'est que, si l'occasion se présente de manger des aliments à indice glycémique élevé, je vais le faire seulement si cela me procure beaucoup de plaisir.

Manger des gelatos lorsque je voyage en Italie ? Certainement ! Manger le gâteau ou le pudding commercial que l'on sert dans certains restaurants avec le menu du jour ? Certainement pas, puisque cela ne me procure pas vraiment de plaisir. De toute façon, j'ai beaucoup perdu mon appétit pour le sucre, car quand on en diminue la consommation, on finit par trouver que les desserts sont en général trop sucrés et les fruits naturels le sont bien assez. Le chocolat à plus de 70 % de cacao me comble, alors que les tablettes commerciales bon marché me tombent sur le cœur. Je n'ai donc pas de mérite à ne plus en manger. La bonne nouvelle, c'est que vos papilles gustatives aussi peuvent s'adapter, tout comme les miennes !

Prendre des vitamines et des compléments

Vous aurez certainement compris à présent que je crois profondément que la chose la plus puissante que vous pouvez faire pour favoriser votre guérison est de transformer votre attitude, vos pensées et vos émotions.

C'est, selon moi, le seul moyen qui permette d'espérer une rémission prolongée et même définitive. Toutefois, je ne peux passer sous silence le fait que, selon les recherches du Dr Turner et de nombreux témoignages que l'on trouve sur Internet et un peu partout, le fait de prendre certains compléments alimentaires peut contribuer grandement au rétablissement du corps, surtout lorsqu'il est affaibli par la maladie et les traitements.

Quelques heures de recherches sur Internet suffiront à vous faire découvrir une foule de suppléments (vitamines, plantes médicinales, etc.) qui donnent d'excellents résultats pour de nombreuses personnes. Vous pourrez lire des récits très impressionnants de guérisons quasi miraculeuses attribuées à chacune de ces substances : laetrile, 714x, Essiac, paw-paw, graviola, protocel, cartilage de requin, griffe de chat, chlorure de césium, chaparral, curcuma, pectine de citrus modifiée (Pectasol-C), jus de noni, pau d'arco, huile de cannabis, vitamines A, C, D et E et j'en passe.

J'en ai moi-même essayé plusieurs et je continue à prendre certains suppléments. Comme je l'ai expliqué précédemment, je n'ai toutefois pas réussi à éliminer le cancer de mon corps à l'aide de ces produits naturels uniquement. Toutefois, je ne peux pas savoir jusqu'à quel point ils ont aidé mon organisme à limiter la progression du cancer et à faire en sorte qu'aucun de mes organes vitaux n'ait été touché, au grand étonnement des médecins.

Suite à cette expérience et à mes recherches sur le sujet, j'en suis arrivé à la conclusion que des traitements contre le cancer naturels et peu coûteux existent bel et bien et qu'ils fonctionnent très bien pour certaines personnes, mais malheureusement aucun ne marche pour tout le monde.

Cela se passe en fait exactement comme avec la chimiothérapie : un patient verra le cancer en lui régresser de façon spectaculaire avec un médicament donné, et il aura peu d'effets secondaires ; un autre ne vivra aucune amélioration et aura beaucoup d'effets secondaires ; un autre encore connaîtra des effets secondaires assez importants et une légère amélioration de son état. Les effets des médicaments, tant positifs que négatifs, varient énormément d'une personne à l'autre, sans que l'on comprenne pourquoi.

Les résultats d'essais cliniques permettant de connaître le pourcentage exact de personnes qui répondent bien à ces traitements n'existent évidemment pas pour les produits naturels non brevetables, pour les raisons que j'ai expliquées au chapitre 3, mais on peut supposer que cela doit se ressembler.

Lorsque l'oncologue décide de vous administrer tel ou tel produit, il procède par essai et erreur. Il consulte les résultats d'études qu'il a en main et il vous prescrit le médicament qui a le plus de chances de fonctionner dans votre cas. Après quelque temps, il évalue les résultats et il poursuit le traitement s'il fonctionne et ne vous affaiblit pas trop. Dans le cas contraire, il essaie un autre produit.

C'est comme cela que l'oncologie fonctionne de nos jours, car aucun produit ne marche bien pour tout le monde et il n'existe, pour le moment, aucun moyen de savoir à l'avance quels médicaments vont fonctionner pour un patient.

Eh bien, c'est exactement la même chose pour les

substances naturelles ou alternatives. On doit procéder par essai et erreur et, avec un peu de chance, on finit par trouver un produit qui donne des résultats. Qu'avez-vous à perdre, surtout si la médecine vous déclare incurable avec les moyens dont elle dispose ? D'autant plus que ces produits n'ont, en général, aucun effet secondaire à part augmenter la vitalité !

Il ne m'est donc pas possible de vous recommander de supplément anti cancer en particulier, à l'exception des enzymes systémiques. Les enzymes sont des protéines naturelles essentielles, car elles stimulent et accélèrent de nombreuses réactions biologiques dans l'organisme.

Les enzymes systémiques ou métaboliques jouent un rôle clé dans la régénération cellulaire en contribuant à la production de cellules saines et à la réparation des cellules endommagées. Elles ont également la capacité de réduire l'inflammation des tissus, créant ainsi un environnement moins favorable au développement du cancer et d'autres maladies inflammatoires. Certaines enzymes possèdent même la faculté d'aider les globules blancs à reconnaître et à détruire les cellules cancéreuses.

Même si notre corps produit naturellement des enzymes et que nous en consommons à travers des aliments crus, la cuisson les détruit, et notre production endogène diminue progressivement avec l'âge. De plus, les traitements comme la chimiothérapie et la radiothérapie provoquent des dommages importants aux cellules saines, ce qui nécessite un soutien accru pour que l'organisme puisse se réparer efficacement.

Ainsi, je recommande aux personnes vivant avec un cancer, notamment celles sous traitement médicamenteux à long terme, d'explorer les bienfaits des suppléments enzymatiques. Les médicaments, bien qu'ils ciblent la maladie, affaiblissent souvent le corps dans son ensemble, affectant aussi bien les cellules saines que malades. Cet affaiblissement général peut parfois s'avérer plus problématique que la maladie elle-même. Par exemple, certains patients sous chimiothérapie développent des symptômes de scorbut — grande fatigue, œdèmes, hémorragies des muqueuses et ecchymoses — dus à une carence sévère en vitamine C causée par l'épuisement des réserves corporelles sous l'effet des traitements.

Pour maintenir la vitalité et favoriser une meilleure récupération, il est crucial de soutenir le corps avec des approches complémentaires comme les vitamines et les enzymes, tout en restant attentif aux besoins nutritionnels spécifiques de l'organisme.

Même si vous ne trouvez pas un produit alternatif qui pourra éliminer le cancer dans votre corps, vous avez tout intérêt à prendre tout ce qui pourra contribuer à minimiser vos effets secondaires ainsi qu'à restaurer et à maintenir votre vitalité. Or, les médecins ne connaissent vraiment pas grand-chose à ce sujet. Je vous invite à consulter un naturopathe ou un herboriste qui pourra vous guider en ce sens.

Cultiver la présence et apprendre à respirer

Dans un monde où l'agitation domine et où les sollicitations extérieures sont incessantes, cultiver la présence est devenu un véritable défi. Être pleinement présent, c'est être ici et maintenant, entièrement connecté à son corps, à son esprit et à son environnement immédiat. Cet état d'attention profonde, bien qu'essentiel pour notre bien-être, semble souvent inaccessible. Pourtant, un outil puissant et à la portée de tout le monde peut nous guider vers cet état de présence : la respiration.

La respiration est plus qu'un simple mécanisme physiologique destiné à alimenter notre corps en oxygène. Elle est une passerelle entre notre monde intérieur et le monde extérieur. Chaque inspiration et expiration nous relient à la vie dans son essence la plus pure. Lorsque nous respirons consciemment, nous ramenons notre esprit dispersé vers le moment présent. La respiration devient alors une ancre, un point de stabilité dans le tumulte de nos pensées et de nos émotions.

Pour de nombreuses traditions, incluant le yoga, la médecine ayurvédique et les arts martiaux, la respiration est considérée comme le véhicule de l'énergie cosmique universelle qui imprègne tous les niveaux de l'Univers. Le prana, souvent traduit par « force vitale » ou « énergie vitale », est au cœur de cette vision. En pensée hindoue, on pourrait dire que « la respiration EST l'Esprit ». C'est cette force vitale, transportée par une respiration profonde et consciente, notamment abdominale, qui nourrit le corps, soutient la guérison et ravive la vitalité.

Dans les textes anciens tels que les Upanishads et les Védas, le prana est décrit comme l'énergie vitale qui anime tout ce qui existe. Ce mot sanskrit représente donc la force subtile qui circule dans l'Univers et au sein de chaque être vivant, reliant le microcosme (l'individu) au macrocosme (l'univers entier).

La respiration est la manifestation la plus tangible du prana. Dans cette perspective, chaque inspiration et expiration est une danse entre la vie intérieure et l'énergie cosmique. En yoga, la pratique du pranayama (discipline du souffle) vise à maîtriser et à canaliser cette énergie. Cette maîtrise peut renforcer la santé physique, apaiser le mental et ouvrir des voies spirituelles.

Dans les traditions de guérison, le prana est vu comme un catalyseur. La respiration consciente, les pratiques de méditation et l'harmonisation énergétique (comme le Reiki ou le travail avec les méridiens) visent à rétablir le flux du prana pour activer les capacités d'autoguérison du corps.

Sur le plan spirituel, le prana est souvent perçu comme un pont entre l'individu et le divin. Il symbolise l'unité de la vie : chaque souffle nous rappelle que nous faisons partie d'un tout interconnecté. En développant la conscience du prana, on peut accéder à des états d'intuition profonde, de connexion universelle et de transformation intérieure.

Le concept indien de prana trouve des équivalents fascinants dans d'autres cultures, témoignant d'une compréhension intuitive et universelle de la force qui anime la vie et connecte les êtres vivants à l'univers. Chaque tradition l'a exprimé à sa manière, en fonction de ses croyances et de sa vision du monde.

Dans la culture polynésienne, par exemple, cette énergie vitale est connue sous le nom de mana. Pour ces peuples, le mana est une force spirituelle ou surnaturelle qui imprègne les êtres vivants, les objets, et même les lieux. Contrairement à une énergie simplement biologique, le mana est aussi une source de pouvoir spirituel et de prestige. Les chefs et les objets sacrés sont souvent considérés comme particulièrement riches en mana, et des rituels spécifiques permettent de canaliser ou d'honorer cette énergie.

Cette vision reflète une profonde connexion entre les individus, leur communauté et la nature environnante, une interdépendance qui trouve un écho dans le prana et son lien avec le souffle et la vie universelle.

En Chine, le Qi (ou chi) constitue un concept fondamental dans la médecine traditionnelle, les arts martiaux et la philosophie taoïste. Comme le prana, le Qi est vu comme une force vitale invisible qui circule dans le corps et dans l'univers. La pratique du qigong, une combinaison de mouvements, de respiration et de méditation, vise à harmoniser et renforcer la circulation du Qi. Les méridiens, ou canaux énergétiques, permettent au Qi de circuler dans le corps. Ainsi, des techniques telles que l'acupuncture cherchent à débloquer ces canaux pour rétablir la santé et l'équilibre.

Dans la tradition japonaise, le concept de ki partage des

similitudes étroites avec le Qi chinois et le prana indien. Il est la pierre angulaire des disciplines comme l'aïkido, où l'objectif est d'utiliser l'énergie d'un adversaire pour la rediriger harmonieusement. Cette compréhension du ki souligne l'idée que l'énergie vitale peut être non seulement cultivée, mais aussi maîtrisée et dirigée pour promouvoir la santé, la sérénité et la résilience face aux défis.

En Égypte ancienne, le concept de ka illustre une autre perspective sur cette énergie universelle. Les Égyptiens croyaient que chaque individu possédait un ka, une force vitale qui persistait après la mort. Le ka était nourri par des offrandes et représentait le lien entre le monde matériel et spirituel. Cette vision reflète l'idée que l'énergie vitale est un pont entre la vie terrestre et les dimensions invisibles de l'existence, une notion également présente dans la spiritualité hindoue et bouddhiste.

Chez les peuples autochtones d'Amérique du Nord, l'énergie vitale est souvent associée à des notions de souffle ou d'esprit. Les Lakotas, par exemple, parlent de wakan, une force sacrée présente dans toute la création. Ce concept dépasse les limites de l'individu pour inclure les relations avec la terre, les animaux et les esprits ancestraux. Le souffle, souvent invoqué dans les rituels, est un vecteur de cette énergie sacrée, tout comme le prana est intimement lié à la respiration dans les pratiques yogiques.

Dans la tradition occidentale, bien que le concept d'énergie vitale ait été marginalisé par l'essor du matérialisme scientifique, il subsiste dans des pratiques comme le magnétisme et la notion de *vis vitalis* (force vitale) qui a influencé les débuts de la médecine moderne. Par ailleurs, des figures comme Wilhelm Reich ont exploré des idées similaires avec le concept d'orgone, une énergie qu'il décrivait comme universelle et essentielle à la vie.

Ce fil conducteur entre les cultures révèle une profonde intuition humaine : la vie ne se limite pas à des processus purement mécaniques ou chimiques, mais implique une énergie subtile et universelle. Qu'on l'appelle prana, mana, Qi ou autrement, l'énergie vitale reflète une vision intégrative et holistique de l'existence, où le souffle, la nature, l'esprit et le corps sont inséparables.

Dans les moments de stress, d'angoisse ou de confusion, notre respiration a tendance à devenir rapide, superficielle et irrégulière, ce qui nous coupe de cette source d'énergie. Ce type de respiration reflète notre état émotionnel, mais il peut aussi l'aggraver. En revanche, une respiration lente et profonde agit comme un signal pour le système nerveux. Elle lui indique que tout va bien et qu'il n'y a pas de danger immédiat, permettant ainsi à notre corps et à notre esprit de se détendre, en faisant le plein d'énergie.

Les pratiques de respiration consciente, comme celles utilisées dans le yoga, la méditation ou même dans des exercices simples de cohérence cardiaque, montrent à quel point il est possible d'influencer nos états mentaux et émotionnels. En dirigeant notre attention sur chaque inspiration et expiration, nous interrompons le flot incessant des pensées, souvent tournées vers le passé ou le futur. Ce simple acte nous ancre dans l'instant présent, où la vie se déroule réellement.

La pleine conscience, ou *mindfulness*, est une pratique

qui repose sur l'observation attentive de ce qui est, sans jugement. La respiration y joue un rôle central. En prêtant attention à notre souffle, nous développons une meilleure conscience de nous-mêmes. Nous remarquons les fluctuations subtiles de notre corps, de notre rythme respiratoire et de nos émotions. Cette connexion intime avec notre souffle nous permet de nous libérer des distractions extérieures et de cultiver une présence profonde.

Lorsqu'on intègre la respiration consciente à notre quotidien, chaque moment peut devenir une occasion de ressentir la présence. Boire ou manger quelque chose de bon, marcher dans la nature ou écouter de la musique sont autant d'expériences qui peuvent être enrichies par l'attention portée à notre souffle. Cela nous aide à vraiment être dans ce que nous faisons, plutôt que de simplement exister en mode automatique.

Être présent ne signifie pas éliminer les pensées ou les émotions désagréables. Cela implique plutôt de les accueillir, de les observer et de les laisser passer sans s'y accrocher. La respiration joue ici un rôle essentiel. En respirant profondément dans l'abdomen, nous invitons notre esprit à ralentir. Cet acte simple, mais puissant, nous recentre et apaise les turbulences internes.

La respiration, bien qu'automatique, est un cadeau que nous pouvons apprendre à utiliser consciemment. Chaque souffle est une opportunité de revenir à soi, de s'enraciner dans le moment présent et de goûter pleinement à la vie. Cultiver la présence par la respiration est un chemin simple, mais transformateur.

Lorsque nous apprenons à respirer consciemment, nous découvrons une forme de liberté intérieure. Nous cessons d'être esclaves de nos réactions automatiques et développons la capacité de répondre aux défis avec calme et clarté. Cet état de présence nous permet également d'être plus ouverts aux autres, de les écouter avec attention et empathie, renforçant ainsi nos relations humaines.

Dans un monde qui valorise souvent l'agitation et la productivité, prendre le temps de respirer profondément peut sembler banal, voire inutile. Pourtant, c'est précisément ce ralentissement qui nous permet de redécouvrir l'essentiel : le calme intérieur, la clarté de l'esprit et la joie d'être pleinement vivant.

En plus d'apporter au corps ce dont il a besoin pour fonctionner, l'oxygène est le catalyseur du feu, y compris le feu digestif et émotionnel. Une respiration profonde déplace rapidement les traumatismes, l'énergie figée et les émotions hors du corps.

La respiration est donc plus qu'une fonction vitale, un simple mécanisme biologique. La qualité de notre respiration influe sur notre santé physique, mentale et émotionnelle.

La grande majorité des gens respirent de manière trop superficielle, ne donnant à leur corps qu'une fraction infime de l'énergie vitale que nous apporte l'air. Les effets de cette respiration « normale » sont véritablement nuisibles et dévastateurs à bien des égards.

Au plan physique, nous savons qu'entre respiration abdominale profonde et respiration superficielle, les différences sont significatives, non seulement en termes de confort, mais aussi pour l'oxygénation, la gestion du stress et le bien-être général.

La respiration superficielle, souvent appelée également respiration thoracique, se caractérise par des inspirations courtes et rapides, limitées à la poitrine. Bien que ce type de respiration soit suffisant pour maintenir les fonctions de base du corps, il est souvent associé à un stress chronique ou à une mauvaise posture.

Avec une respiration superficielle, les poumons ne se remplissent pas complètement, limitant ainsi l'apport d'oxygène. Cela peut causer une sensation de fatigue ou une diminution de la clarté mentale. La respiration thoracique sollicite également excessivement les muscles du cou et des épaules, contribuant aux douleurs chroniques. Ce mode active la réponse de fuite ou de lutte, maintenant le corps dans un état de vigilance accrue, ce qui peut aggraver le stress et l'anxiété.

Avez-vous déjà remarqué que, lorsque l'on a peur, on arrête de respirer ? Les émotions négatives que l'on vit demeurent cristallisées dans le corps en grande partie parce que l'on ne respire pas lorsqu'elles sont ressenties.

La respiration abdominale profonde, en revanche, permet un retour à l'équilibre en engageant pleinement le diaphragme et permettant une expansion des poumons jusqu'à leur pleine capacité. Il est facile de la reconnaître en plaçant sa main sur le ventre, qui se gonfle à l'inspiration et se dégonfle à l'expiration.

En utilisant les parties profondes des poumons, ce type de respiration favorise un meilleur échange gazeux, augmentant les niveaux d'oxygène dans le sang et améliorant ainsi la vitalité et les fonctions cognitives. La respiration abdominale stimule également le flux d'énergie à travers le corps, soutenant l'équilibre des systèmes énergétiques et physiques. Cette pratique apaise le système nerveux, réduit le stress, et rétablit un rythme naturel qui aligne le souffle avec l'Esprit.

L'oxygène est fondamental pour le métabolisme cellulaire. Chaque cellule de notre corps en dépend pour produire de l'énergie via le processus de respiration cellulaire. Une respiration superficielle réduit cet apport, pouvant entraîner, entre autres, une baisse de la concentration et un affaiblissement du système immunitaire. En revanche, une respiration profonde permet aussi une exhalation plus complète du dioxyde de carbone, aidant le corps à se débarrasser des toxines.

En tant qu'outil de transformation, la respiration abdominale relie le corps et l'esprit à l'énergie cosmique tout en libérant des émotions cristallisées et en stimulant la vitalité du corps physique, ouvrant ainsi la voie à une guérison durable.

Adopter une respiration abdominale peut nécessiter un apprentissage, mais les résultats sont immédiats et transformateurs. Voici quelques étapes simples :

1. Prenez conscience de votre respiration actuelle en observant si vous respirez principalement par le thorax ou par le ventre.
2. Allongez-vous sur le dos, posez une main sur votre poitrine et l'autre sur votre ventre. Inspirez lentement par le nez en gonflant uniquement le ventre, puis expirez doucement.
3. Pendant la journée, prenez quelques pauses pour

pratiquer une respiration profonde pendant 2 à 5 minutes.

4. Associez la respiration abdominale à des moments de calme pour renforcer les effets relaxants.

5. Efforcez-vous de sourire pendant que vous pratiquez vos exercices de respiration.

En effet, le système nerveux fonctionne de manière bidirectionnelle : notre état émotionnel influence notre corps, mais nos actions physiques peuvent aussi influencer notre état intérieur. Par exemple, lorsque nous nous sentons heureux et en sécurité, nous sourions naturellement. Cependant, l'inverse est également vrai : le simple fait de se forcer à sourire, même sans raison apparente, peut activer le système parasympathique, responsable de la relaxation et du bien-être.

En envoyant un signal de détente au cerveau, ce geste déclenche une cascade de réactions physiologiques, réduisant le stress et favorisant une sensation de calme. Ce phénomène, souvent appelé « rétroaction faciale », illustre la profonde connexion entre le corps et l'esprit, et comment de simples gestes peuvent influencer notre équilibre intérieur.

On peut trouver sur Internet de nombreuses vidéos qui accompagnent des exercices de respiration profonde. Il existe également plusieurs applications pour téléphone intelligent. La cohérence cardiaque, entre autres, est une pratique qui a fait ses preuves et que je vous encourage à découvrir.

Respiration et cohérence cardiaque

La cohérence cardiaque est une pratique de respiration contrôlée qui vise à harmoniser les rythmes cardiaques et à améliorer l'équilibre global du corps et de l'esprit. Cette méthode repose sur une régulation volontaire de la respiration pour influencer positivement le système nerveux autonome, qui contrôle les fonctions involontaires comme la respiration, la digestion et le rythme cardiaque.

Le cœur et la respiration sont étroitement liés via le nerf vague, qui joue un rôle clé dans le système nerveux parasympathique, responsable des réponses de relaxation du corps. Lorsque nous respirons lentement et profondément, ce nerf est stimulé, ce qui réduit l'activité du système nerveux sympathique, associé au stress. Cela permet une régulation de la variabilité du rythme cardiaque, un indicateur de l'adaptabilité et de la résilience du système cardiovasculaire.

La cohérence cardiaque repose sur une technique simple : une respiration régulière et contrôlée, souvent pratiquée sur un rythme de 6 respirations par minute (inspiration de 5 secondes et expiration de 5 secondes). Ce rythme particulier synchronise les battements cardiaques avec la respiration, créant un état de cohérence physiologique. Les bienfaits de cette pratique sont nombreux : réduction du stress, amélioration de la concentration, régulation des émotions et soutien à la santé cardiovasculaire.

Des études scientifiques ont démontré que la cohérence cardiaque peut :

• Réduire les niveaux de cortisol, l'hormone du stress. Favoriser un meilleur sommeil.

• Améliorer l'immunité en réduisant l'inflammation chronique.

• Rehausser les performances cognitives et de la

prise de décision grâce à une meilleure oxygénation du cerveau.

• Diminuer la pression artérielle, aidant ainsi à prévenir les maladies cardiovasculaires.

Voici une méthode simple pour commencer à pratiquer la cohérence cardiaque :

1. Asseyez-vous confortablement dans un endroit calme.

2. Concentrez-vous sur votre respiration, en inspirant profondément par le nez pendant 5 secondes

3. Expirez doucement par la bouche pendant 5 secondes.

4. Si vous trouvez difficile de faire un cycle de 5 secondes au début, commencez par 3 et augmentez graduellement.

5. Répétez ce cycle pendant 5 minutes, idéalement trois fois par jour (matin, midi, et soir) et chaque fois que vous vous sentez stressé ou triste, pendant que vous recevez des traitements, par exemple.

6.   Pensez à sourire !

L'un des avantages de la cohérence cardiaque est sa simplicité : elle ne nécessite aucun équipement particulier et peut être pratiquée n'importe où. Il existe également des applications et des guides pour accompagner les débutants, comme Respirelax+ ou HeartMath.

La cohérence cardiaque est bien plus qu'une simple technique de respiration : elle est un outil puissant pour reconnecter le corps et l'esprit, favorisant un bien-être global. Elle illustre de manière éloquente le lien fondamental entre la respiration et la santé, montrant que quelque chose d'aussi naturel que la respiration peut avoir des effets profonds sur notre qualité de vie.

Dans un monde où le stress est omniprésent, réapprendre à respirer profondément est une clé simple, mais efficace pour restaurer l'équilibre et la vitalité. En fin de compte, la respiration n'est pas seulement un outil. Elle est une métaphore de la vie elle-même : un va-et-vient constant, une danse entre inspiration et expiration, entre mouvement et silence, entre l'extérieur et l'intérieur. Apprendre à respirer consciemment, c'est apprendre à vivre pleinement, ici et maintenant.

Cultiver son ouverture d'esprit et oser les thérapies alternatives

« L'ouverture d'esprit n'est pas une fracture du crâne !», chante Ariane Moffat, et elle a bien raison. De nos jours, en grande partie grâce à Internet, nous avons le monde au bout des doigts, et les possibilités qui s'offrent à nous sont infinies. En plus des compléments, des outils comme l'acupuncture et les soins énergétiques m'ont été d'une très grande utilité au moment où les traitements de chimiothérapie m'affectaient beaucoup.

Les praticiens en diverses thérapies alternatives (reiki, hypnose, reprogrammation cellulaire, décodage biologique, EMDR, EFT, etc.) peuvent apporter une aide précieuse aux personnes qui souhaitent toucher en profondeur la source de leur déséquilibre biologique.

Ils sont toutefois souvent dénigrés et même ridiculisés par trop de médecins (plus que par les infirmières, d'ailleurs, qui sont généralement beaucoup plus ouvertes). D'accord, on retrouve des charlatans et des incompétents dans ces domaines, mais il existe également d'excellents thérapeutes qui aident énormément leurs patients à progresser. Comme en toute circonstance, il faut faire la part des choses, se renseigner et écouter son intuition.

Il est malheureux que ces approches complémentaires ne trouvent pas encore vraiment leur place dans les services d'oncologie, quoique cela tend à changer. Je rêve du jour où tous ces gens travailleront ensemble pour le bien-être des patients. En attendant, prendre sa santé en main signifie également sortir des sentiers battus où, de toute façon, on vous a catalogué « incurable ». Je vous présente ici certaines de ces approches et je vous invite à les explorer en laissant votre intuition vous guider.

Tout commence par l'énergie

« Si vous voulez comprendre les secrets de l'univers, pensez en termes d'énergie, de fréquence et de vibration. »
Nikola Tesla

La théorie selon laquelle tout ce qui est manifesté dans la matière provient d'un patron ou d'un schéma (*blueprint*) énergétique repose sur l'idée fondamentale que l'énergie précède la matière. Cette vision est partagée par de nombreuses traditions spirituelles, philosophies anciennes et théories modernes en physique quantique. Elle postule que tout ce qui existe dans le monde physique a d'abord une origine dans un champ d'énergie ou de conscience, où se trouve son modèle initial, son schéma. Explorons cette théorie en profondeur.

Le rôle de l'énergie dans l'univers

Selon les principes de la physique moderne, notamment la théorie quantique, l'univers est constitué d'énergie vibrante. Toute matière, aussi solide semble-t-elle, est en réalité une forme d'énergie condensée. Einstein l'a démontré avec sa célèbre équation ($E=mc2$), qui établit l'équivalence entre matière et énergie.

Ainsi, la matière que nous percevons comme tangible et réelle est une manifestation d'énergie densifiée. Avant de prendre forme dans le monde matériel, cette énergie existe dans des états plus subtils, où elle est organisée en motifs ou schémas spécifiques, parfois appelés champs d'information ou patrons énergétiques.

Le terme schéma ou patron fait référence à une structure énergétique immatérielle qui contient les informations nécessaires pour créer une manifestation physique. Ce concept est similaire à celui d'un plan architectural : avant de construire un bâtiment, l'architecte dessine un plan détaillé qui guide la construction. De même, chaque objet, organisme ou événement dans le monde physique est censé avoir un plan énergétique qui en détermine la forme et la fonction.

Cette vision des choses est également largement représentée dans les philosophies orientales où l'on voit l'univers comme une danse d'énergies en équilibre, où l'énergie précède et façonne la matière. De même, la spiritualité moderne reprend de tels concepts, comme le champ morphogénétique de Rupert Sheldrake[43] ou la matrice divine de Gregg Braden[44] qui proposent que toutes choses existent d'abord dans un champ d'énergie et d'information.

L'idée sous-jacente est que tout ce qui existe est en vibration, chaque vibration ayant une fréquence spécifique. Les fréquences plus élevées correspondent à des formes d'énergie plus subtiles, tandis que les fréquences plus basses se densifient pour devenir matière. Le schéma énergétique agit comme un modèle vibratoire qui guide cette transition.

Par exemple, les cristaux d'eau montrent comment les vibrations influencent la forme. Dans ses expériences, le chercheur Masaru Emoto a montré que des mots, pensées ou intentions peuvent structurer la cristallisation de l'eau en motifs harmonieux ou chaotiques, suggérant que l'énergie et l'information façonnent la matière.[45]

La conscience joue un rôle central dans cette théorie. On postule que la conscience agit comme une force organisatrice qui imprime des schémas spécifiques sur le champ énergétique. Ces schémas deviennent ensuite les plans architecturaux qui dirigent la manifestation physique. Ainsi, lorsqu'un artiste crée une œuvre, l'idée ou l'inspiration naît d'abord dans sa conscience. Elle se transforme ensuite en un processus physique (peinture, sculpture) pour devenir une création tangible.

Dans le domaine de la biologie, on pourrait associer cette théorie au rôle de l'ADN. L'ADN agit comme un plan moléculaire pour la construction d'un organisme. Mais certains chercheurs vont plus loin, suggérant qu'un champ énergétique externe (le schéma) influence également l'organisation et le comportement des cellules au-delà des simples instructions génétiques.

Bien que cette théorie ne soit pas encore prouvée de manière concluante, plusieurs découvertes scientifiques la soutiennent indirectement. Rupert Sheldrake propose que les organismes vivants sont influencés par des champs d'information immatériels qu'il appelle champs morphogénétiques. Ces champs contiennent des schémas d'organisation qui guident le développement et le comportement des organismes.

En physique quantique, dans l'expérience de la double fente, les particules se comportent différemment lorsqu'elles sont observées. Cela suggère que la conscience humaine peut influencer la matière, ce qui est cohérent avec l'idée que la conscience joue un rôle dans la création de la réalité physique.

Des pratiques comme le Reiki, l'acupuncture ou le Qi gong reposent sur l'idée que l'énergie vitale (chi, prana) influence la santé du corps. Ces pratiques impliquent l'existence de schémas énergétiques qui guident le fonctionnement de l'organisme.

L'unité entre la matière et l'esprit

Cette théorie suggère que la séparation entre matière et esprit est illusoire. Tout ce qui existe dans le monde matériel est profondément connecté à des dimensions énergétiques et spirituelles. Ainsi, la création n'est pas un processus purement physique, mais une cocréation entre l'énergie, la conscience et la matière.

Si la conscience influence la matière, cela signifie que nos pensées, émotions et intentions façonnent notre réalité, comme nous l'avons vu dans la section du chapitre 4 consacré à l'épigénétique. Cette idée est au cœur de philosophies comme la *Loi de l'attraction*, qui affirme que nous attirons dans notre vie ce sur quoi nous concentrons notre énergie.

La théorie des schémas énergétiques a des implications importantes pour la santé. Elle suggère que les maladies physiques sont souvent le reflet de déséquilibres dans les champs énergétiques. En travaillant sur ces champs à travers des pratiques énergétiques ou spirituelles, il serait possible de restaurer la santé au niveau physique.

Nous savons notamment que les cellules du corps humain se renouvellent constamment, certains organes se renouvelant très fréquemment, parfois en quelques jours. D'autres cellules se renouvellent beaucoup plus lentement, mais après un certain nombre d'années, les cellules qui forment votre corps n'auront plus rien à voir avec ce qu'elles sont aujourd'hui.

On peut en conclure que si nous allons modifier le schéma énergétique qui précède la manifestation de nos organes dans la matière, il est alors possible de régénérer des organes malades et de rétablir l'état d'équilibre dans le corps.

Bien que de nombreux indices pointent vers l'existence de schémas énergétiques, il reste difficile de prouver scientifiquement cette théorie. Les concepts de conscience et d'énergie subtile échappent encore aux outils de mesure modernes, et cela explique que la médecine conventionnelle les ignore quasi totalement.

Pourtant, la théorie des schémas énergétiques offre une perspective fascinante sur la manière dont le monde matériel pourrait émerger de dimensions énergétiques et informationnelles. Bien qu'elle ne soit pas encore validée par la science traditionnelle, elle s'intègre bien dans une vision holistique qui relie physique, métaphysique et spiritualité.

En reconnaissant le rôle central de l'énergie et de la conscience, cette théorie nous invite à voir l'univers non pas comme un assemblage mécanique de particules, mais comme une danse vivante et vibrante où chaque manifestation matérielle trouve son origine dans un champ invisible de potentiel pur.

Il existe des dizaines de thérapies alternatives qui

reposent sur les principes selon lesquels l'énergie et les schémas énergétiques influencent la santé et le bien-être. Ces approches considèrent que le corps physique est intimement lié à des champs énergétiques subtils qui guident sa structure, son fonctionnement et sa capacité d'autoguérison. Voici une liste de médecines parallèles basées sur ces concepts, avec des explications pour chacune.

1.   Médecine énergétique

La médecine énergétique englobe diverses pratiques basées sur l'idée que des champs énergétiques entourent et traversent le corps humain. Ces champs, parfois appelés « biochamps », influenceraient la santé physique, mentale et émotionnelle.

Reiki : Une technique japonaise qui utilise l'imposition des mains pour canaliser l'énergie universelle (Ki ou Qi) afin de rétablir l'équilibre énergétique et stimuler la guérison.

Toucher thérapeutique : Techniques de soin où le praticien manipule le champ énergétique du patient pour réduire le stress, la douleur et les déséquilibres.

Médecine vibratoire : Basée sur l'idée que chaque être possède une fréquence vibratoire unique. Des outils comme les diapasons ou les cristaux sont utilisés pour ajuster ces fréquences.

2. Reprogrammation et décodage

• Hypnose : Une méthode qui induit un état modifié de conscience, dans lequel la personne est détendue et réceptive. Elle permet d'accéder à l'inconscient pour reprogrammer des schémas de pensée ou comportements.

• Reprogrammation cellulaire : Cette approche repose sur l'idée que les cellules stockent des mémoires émotionnelles. En travaillant sur ces mémoires (par des visualisations ou des intentions), elle chercherait à reprogrammer les cellules pour libérer des blocages émotionnels ou physiques.

• Décodage biologique : Inspiré par la psychosomatique, cette méthode explore les liens entre les maladies et les émotions ou conflits psychologiques. L'objectif est d'identifier des traumatismes non résolus ou inconscients qui pourraient avoir déclenché une pathologie et de les traiter.

EMDR (*Eye Movement Desensitization and Reprocessing*) : Utilisée principalement pour traiter les traumatismes, cette technique consiste à stimuler des mouvements oculaires (ou autres types de stimulations bilatérales) pendant que la personne évoque un souvenir traumatique, ce qui permet de diminuer la charge émotionnelle associée.

3. Acupuncture et médecine traditionnelle chinoise

La médecine traditionnelle chinoise repose sur le concept de l'énergie vitale, le Qi, qui circule à travers le corps par des voies appelées méridiens. Toute maladie est perçue comme un déséquilibre ou une stagnation de ce flux énergétique.

Acupuncture : Stimulation des points spécifiques le long des méridiens à l'aide d'aiguilles fines pour rétablir la circulation du Qi.

Qigong : Une pratique combinant mouvement, respiration et méditation pour équilibrer et renforcer l'énergie vitale.

Moxibustion : Utilisation de chaleur, souvent générée par de l'armoise, pour stimuler les points d'acupuncture et améliorer la circulation énergétique.

EFT (*Emotional Freedom Techniques*) : Une forme de thérapie basée sur les méridiens de l'acupuncture. Elle consiste à tapoter doucement certains points précis du corps tout en exprimant des affirmations liées à des émotions ou problématiques spécifiques, dans le but de libérer des blocages émotionnels.

4.   Ayurvéda

L'Ayurvéda, la médecine traditionnelle indienne, considère que le corps est gouverné par des énergies appelées doshas (Vata, Pitta, Kapha). Un déséquilibre des doshas perturberait la santé.

• Utilisation de plantes, de massages et de techniques de purification (panchakarma) pour équilibrer ces énergies.

• Méditation et yoga, qui s'alignent sur les chakras (centres énergétiques), jouent également un rôle crucial dans la régulation des flux énergétiques.

5.   Médecine des chakras

Originaire des traditions spirituelles indiennes, cette approche se concentre sur les chakras, des centres énergétiques situés le long de la colonne vertébrale. Chaque chakra correspond à des aspects physiques, émotionnels et spirituels spécifiques.

Techniques utilisées : méditation, visualisation, utilisation de pierres ou de cristaux, et soins par le son (chant, bols tibétains).

Le but est de nettoyer, activer ou harmoniser les chakras pour favoriser la santé globale.

6.   Homéopathie

Bien que parfois controversée, l'homéopathie repose sur l'idée que des substances très diluées portent une empreinte énergétique qui stimule la capacité d'autoguérison du corps. Le principe de base est « le semblable guérit le semblable » : une substance provoquant des symptômes dans un corps sain est utilisée en dilution pour traiter ces mêmes symptômes.

7.   Thérapie par le son

La thérapie sonore utilise les vibrations sonores pour influencer le champ énergétique et restaurer l'harmonie du corps.

• Bols chantants tibétains et bols de cristal : Produisent des fréquences spécifiques qui résonnent avec les centres énergétiques.
• Diapasons thérapeutiques : Placés sur ou près du corps, ils ajustent les vibrations des tissus et du champ énergétique.
• Chant harmonique : Utilisation de la voix pour créer des vibrations guérisseuses.

8.   Magnétisme

Les magnétiseurs utilisent leurs mains pour rééquilibrer le champ énergétique du corps. Cette pratique repose sur l'idée que le praticien peut canaliser l'énergie universelle pour harmoniser celle du patient. Très populaire dans les traditions européennes et souvent utilisée pour soulager la douleur, traiter les brûlures ou apaiser les troubles émotionnels.

9. Électrothérapie et technologies vibratoires

Certaines approches modernes combinent les principes énergétiques anciens avec des technologies avancées.

Bioresonance : Utilise des fréquences électromagnétiques pour détecter et corriger les déséquilibres énergétiques dans le corps.

PEMF (pulsed electromagnetic field) : Des champs magnétiques pulsés sont utilisés pour stimuler la régénération cellulaire et réduire l'inflammation.

10. Thérapie par les cristaux

Les cristaux sont censés émettre des vibrations spécifiques qui interagissent avec le champ énergétique humain pour rétablir l'équilibre et la vitalité.

Chaque cristal est associé à des propriétés particulières (exemple : l'améthyste pour la sérénité, la citrine pour la vitalité).

Les cristaux sont placés sur le corps ou autour de l'environnement pour influencer les énergies.

11. Médecines quantiques

La médecine quantique s'inspire des principes de la physique quantique pour expliquer les interactions entre énergie, conscience et matière.

Thérapies basées sur le champ énergétique : Utilisation d'appareils ou de techniques qui travaillent avec des fréquences subtiles pour rétablir l'harmonie du corps.

Visualisation créatrice et intention dirigée : Ces pratiques exploitent la puissance de la pensée pour influencer les champs énergétiques et ainsi améliorer la santé.

12. Chamanisme

Le chamanisme considère que toute manifestation physique est influencée par le monde spirituel ou énergétique. Les chamans travaillent pour rétablir l'équilibre entre ces dimensions.

Techniques : transe, tambours, plantes médicinales et rituels pour purifier ou restaurer l'énergie du patient et lui permettre d'entrer en contact avec des aspects de lui-même qui peuvent être à l'origine de la maladie.

13. Naturopathie énergétique

Certaines branches de la naturopathie incluent des approches énergétiques pour compléter les traitements physiques. Par exemple, les fleurs de Bach sont des essences florales qui agissent sur les émotions et le champ énergétique pour favoriser l'équilibre.

Ces médecines parallèles basées sur les principes énergétiques considèrent que la santé résulte d'un équilibre harmonieux entre le corps physique, l'énergie vitale et parfois même la conscience ou l'esprit. Bien que leurs mécanismes d'action ne soient pas toujours scientifiquement prouvés, elles trouvent écho chez de nombreuses personnes cherchant une approche plus holistique de la santé.

Certaines options vous sembleront sensées, alors que vous en trouverez d'autres plutôt farfelues. Pourtant, les témoignages qui viennent appuyer chacune de ces diverses approches abondent également.

Il est difficile de s'y retrouver et, lorsque nous sommes stressés par un diagnostic décourageant, cela nous paraît encore plus délicat. Pourtant, il y a en chacun de nous une boussole qui peut nous aider à trouver ce qui est bon pour nous : notre intuition.

Profondément modifier ses habitudes de vie

« Retrouvez une joie pure et cette joie va vous guérir ».
Guy Corneau

Modifier ses habitudes de vie demande du courage, surtout quand il s'agit d'apporter des changements radicaux comme quitter un conjoint, changer d'emploi ou déménager loin de chez soi. Pourtant, de nombreux survivants ont fait de tels changements auxquels ils attribuent leur rémission.

Encore une fois, je vous invite à faire une certaine introspection et à identifier intuitivement ce qui, pour vous, est impérativement à changer pour redonner à votre esprit l'énergie dont il a besoin pour rétablir l'équilibre dans votre organisme.

Il est clair que d'apporter de tels changements peut sembler une source de stress supplémentaire à court terme, mais les bénéfices qui en découlent sont immenses, tant pour le corps que pour l'esprit. Sortir de sa zone de confort n'est jamais facile, mais c'est souvent indispensable pour guérir.

Instinctivement, nous avons tendance à nous en tenir à ce que nous connaissons, car cela nous rassure. Notre cerveau est programmé pour craindre l'inconnu et le changement, car depuis la nuit des temps cela a contribué à assurer notre survie comme espèce. Nous avons donc tendance à préférer le connu à l'inconnu, principalement en raison de la manière dont nous traitons les informations pour maximiser notre sécurité et notre confort.

D'un point de vue évolutif, notre cerveau est câblé pour nous protéger des menaces potentielles. Un environnement connu qui nous rend malheureux est considéré par le cerveau comme préférable à un changement radical, car si la situation nous a permis de rester en vie, cela est interprété comme suffisant pour cette partie primitive de notre être qui n'aspire qu'à sa survie. L'inconnu représente l'incertitude et donc un risque potentiel. Nos ancêtres avaient plus de chances de survivre en évitant les situations inconnues, qui pouvaient être dangereuses. En restant dans des environnements familiers ou en suivant des routines, ils minimisaient le risque d'accidents ou de rencontres avec des prédateurs.

Le système limbique, partie de notre cerveau impliquée dans les émotions et les réactions de survie, joue un rôle clé dans notre perception du danger. Face à l'inconnu, cette partie du cerveau déclenche souvent une réaction de stress ou d'anxiété, via la libération de cortisol et d'adrénaline. Ces hormones augmentent notre vigilance et préparent notre corps à fuir ou à se défendre, mais elles contribuent aussi à notre réticence à sortir de notre zone de confort.

Le cerveau est conçu pour reconnaître des schémas. Le biais de familiarité est une tendance cognitive qui nous pousse à préférer ce que nous connaissons bien, car cela demande moins d'énergie mentale. En effet, les situations ou les objets familiers activent des circuits neuronaux déjà établis, ce qui est énergétiquement plus efficace que de créer de nouveaux circuits pour des expériences inédites.

De plus, l'inconnu est souvent associé à l'incertitude et à une perte de contrôle, deux éléments qui augmentent le stress et l'anxiété. En se tournant vers des choix familiers, le cerveau réduit cette incertitude, renforçant ainsi un sentiment de sécurité. Cette prédilection pour le connu est d'autant plus forte en période de stress, où le cerveau cherche instinctivement à se rassurer. Elle est donc très présente chez les personnes sachant leur survie menacée par la maladie.

Le cerveau utilise des circuits de récompense pour renforcer certains comportements, et les situations connues sont associées à des résultats prévisibles qui activent ces circuits de manière stable. Cette prévisibilité génère une sensation de récompense (via la libération de dopamine), encourageant le cerveau à répéter des comportements familiers.

En somme, la préférence du cerveau pour le connu est une stratégie d'adaptation qui est censée nous aider à préserver notre sécurité physique et psychologique en limitant l'exposition aux situations incertaines ou potentiellement menaçantes. Pourtant, lorsque nos comportements familiers nous ont menés à une situation d'inconfort et même à la maladie, sortir des sentiers battus est essentiel. Les mêmes causes produisent les mêmes effets, et il est donc impératif d'oser essayer une autre recette.

Selon moi, c'est d'ailleurs l'un des grands problèmes avec les antidépresseurs et autres médicaments qui agissent sur l'humeur : ils servent à nous rendre capables de fonctionner dans un contexte qui, autrement, serait intolérable. Pour guérir durablement de toute maladie, qu'elle soit physique ou psychique, il faut prendre le risque de sortir de sa zone de confort et d'apporter des changements parfois radicaux à sa vie.

Quand on parle d'améliorer son alimentation ou de faire de l'activité physique, la plupart des gens sont assez d'accord et sont prêts à faire des efforts. Mais quand il s'agit de laisser derrière soi une relation toxique ou un emploi hyper stressant, beaucoup ne s'en sentent pas capables. Pourtant, cela peut être la clé de la guérison.

Dans une maison de soins palliatifs du Québec, une anecdote circule. Une femme en phase terminale y a été admise pour finir ses jours. Le lendemain, elle prend la décision de faire interdire la présence de son mari dans sa chambre. Elle pose le geste de rompre leur mariage de plus de 40 ans au grand désespoir de ses enfants, alors que ses heures sont comptées.

Elle a décidé de se choisir une bonne fois pour toutes, envers et contre tous, et de faire fi du jugement des autres pour finir ses jours en paix. Mais quelque chose d'étrange se produit. Avec chaque jour qui passe, son état s'améliore au lieu de décliner comme prévu. Après quelques temps, on lui fait passer des examens, et surprise ! Le cancer a beaucoup régressé et tous ses organes fonctionnent mieux. Elle quitte l'établissement où elle était venue mourir pour aller s'installer chez sa fille, car son décès n'est plus du tout imminent. La maladie continue à régresser et elle finit par disparaitre complètement.

Doit-on conclure que c'est son mariage qui la rendait malade ? Cela semble assez évident. Mais je préfère dire que c'est le fait de se choisir, de se tenir debout pour défendre ce qu'elle souhaitait, peut-être pour la première fois de sa vie, qui lui a permis de guérir.

Transformer profondément sa vie n'implique pas

toujours des situations aussi radicales. Parfois, il suffit de renouer avec ses passions de jeunesse, recommencer à pratiquer un art que l'on a mis de côté parce que nos obligations familiales ou professionnelles ont pris toute la place, s'inscrire à un cours sur un sujet qui nous a toujours passionné ou s'impliquer dans une cause qui nous enthousiasme vraiment. Prenez le temps de replonger en vous pour retrouver ce qui vous fait vibrer vraiment et passez à l'action. Transformer sa vie, c'est d'abord et avant tout se choisir.

8-Guérir est toujours une option

Guérir est toujours une option, parce que la vie demeure, pour la plupart des gens, un miracle inexpliqué.[46] Pourquoi sommes-nous là, à ce moment précis, à cet endroit précis, où nous rencontrons une personne qui change notre vie ? Nous aurions pu être ailleurs et pourtant nous sommes là.

Chaque être humain vit de ces instants charnières qui changent tout. Moi, par exemple, à treize ans, je suis allée passer un week-end au chalet loué par les parents d'une amie. J'ai fait la connaissance d'un garçon, Léon, dont les parents avaient également loué un chalet pour quelque temps. Nous avons découvert que nous habitions le même quartier en ville et il est devenu l'un de mes meilleurs amis. Parce que j'ai commencé à trainer avec lui et sa bande, j'ai fait la connaissance de plusieurs personnes qui ont donné à ma vie la tournure qu'elle a prise par la suite, dont celui qui fut mon premier amour et celle qui demeure ma meilleure amie.

Comme je voulais fréquenter le même collège qu'eux,

cela a déterminé mon orientation scolaire et ma future carrière par la suite, tout comme l'appartement où j'ai déménagé à 18 ans. Léon m'a également permis d'obtenir le travail par lequel j'ai connu l'homme avec qui j'ai fondé ma famille. En fait, ma rencontre fortuite avec Léon, à ce chalet loué par hasard, a changé le cours de ma vie entière.

Cet événement, qui aurait pu ne jamais arriver, fut le principal moment charnière de toute ma vie. C'est quand même incroyable que mon parcours repose entièrement sur une si faible probabilité. Réfléchissez à votre propre vie. Vous avez certainement vécu de ces points tournants qui changent tout. Nous en vivons tous. La destinée de chacun repose sur de tels événements statistiquement improbables. Maintenant, pensez à votre guérison. Est-elle vraiment plus improbable que cela ?

Une conclusion s'impose. Quelque chose oriente nos vies, quelque chose qu'on peut appeler le destin. Certains croient que tout est écrit d'avance. Personnellement, je suis persuadée que notre âme choisit le chemin qu'elle souhaite traverser et qu'elle nous guide vers les expériences nécessaires à son parcours. La maladie, lorsqu'elle se produit, ne peut dès lors plus être perçue comme une malchance aléatoire, un mauvais numéro tiré à la loterie de la vie. La maladie est une expérience qui arrive pour faire avancer l'âme sur son chemin. La guérison est une autre expérience qui arrivera si elle est utile à l'âme, si elle choisit de vivre cette expérience et si elle souhaite en connaître d'autres par la suite, tout simplement. Mais la mort est aussi une expérience, que l'âme décidera de vivre tôt ou tard.

Bien des gens qui sont prêts à accepter ce que j'ai énoncé oublient que l'âme n'est pas quelque chose d'extérieur à soi. Au contraire, l'âme représente ce que l'on est véritablement au plus profond de son être, une fois que les masques tombent, une fois que les obligations, les contraintes, les peurs et les limites disparaissent. Pour l'âme, tout est possible et intéressant, la santé comme la maladie, la vie comme la mort. Ce que l'âme veut, c'est ce que l'on veut véritablement, profondément, une fois libéré de la dictature de l'ego. Que souhaite véritablement votre âme ? Partir ou rester ? Poursuivre cette vie ou continuer son voyage dans d'autres dimensions ? Si votre âme souhaite partir parce que vous lui offrez ici-bas une vie de peine, de sacrifices, de résignation et de soumission aux apparences et aux désirs des autres, pouvez-vous la blâmer de vouloir passer à autre chose ? Changez donc le menu que vous lui proposez en sachant que la guérison est possible ! Vous serez étonnés des résultats. Votre existence, depuis l'improbable rencontre d'un spermatozoïde sur des milliards avec l'ovule qui l'attendait précisément au bon moment, jusqu'à ces instants charnières qui ont changé le cours de votre vie, est un miracle. Votre guérison ne serait donc qu'un miracle de plus.

9-Approvoiser la mort

Il est maintenant temps d'aborder le sujet de la mort. Le but de cet ouvrage est d'apporter aux personnes recevant un diagnostic de cancer « incurable » l'espoir que ce verdict n'est pas infaillible et que l'on peut choisir de guérir. Toutefois, soyons réalistes, même les êtres les plus éclairés meurent un jour. La mort n'est pas un échec. Elle est l'aboutissement normal de notre incarnation sur terre, qui n'est qu'un passage dans l'infini voyage de l'âme. Nous n'y échapperons pas et cette mort aura une cause. Le cancer fait partie des possibilités.

Tant pour espérer guérir que pour vivre sereinement ce passage obligé lorsqu'il surviendra, il est essentiel d'apprivoiser la mort.

La mort n'est pas la fin du voyage, elle n'est qu'une étape. Cet énoncé, qui relevait de la pure croyance il n'y a pas si longtemps, est en bonne voie d'être indéniablement prouvé.

Plusieurs études scientifiques ont maintenant démontré que la conscience survit à la mort cérébrale, c'est-à-dire chez des patients dont non seulement le cœur a arrêté de battre, mais dont l'électroencéphalogramme est plat. Tout cela est maintenant possible parce que les techniques modernes permettent de réanimer des personnes qui auraient autrefois été déclarées mortes sans espoir de retour. Un cas notable concerne une Américaine nommée Velma Thomas, qui a survécu après avoir été en état de mort clinique pendant 17 heures en 2008[47]. Après plusieurs arrêts cardiaques et des tentatives de réanimation infructueuses, son cœur a recommencé à battre de lui-même au moment où les médecins s'apprêtaient à déclarer son décès et à la débrancher de l'assistance respiratoire. Sa résurrection est attribuée à des phénomènes rares comme le syndrome de Lazare, où le rythme cardiaque peut reprendre spontanément après des tentatives de réanimation échouées.

Lorsqu'on ne disposait que du massage cardiaque manuel et du bouche-à-bouche, l'arrêt cardiaque signifiait presque toujours la mort. Aujourd'hui, les défibrillateurs permettent de littéralement, ressusciter les morts.

Une équipe de l'Université de Southampton au

Royaume-Uni dirigée par le Dr Sam Pernia a, par exemple, consacré quatre ans à recenser des victimes d'arrêt cardiaque pour découvrir que 40 % des survivants pouvaient décrire une forme de conscience au moment où ils étaient déclarés cliniquement morts. Or, nous savons que le cerveau cesse de fonctionner moins d'une minute après l'arrêt du cœur, et il n'est théoriquement pas possible d'avoir conscience de quoi que ce soit une fois que cela s'est produit.

Les chercheurs ont toutefois recueilli des preuves très convaincantes que leurs patients pouvaient percevoir des événements réels survenus plusieurs minutes après l'arrêt de leur cœur. Certains étaient, entre autres, capables de raconter comment ils ont été réanimés, qui était présent, ce qui s'est dit, etc. Plusieurs patients relataient avoir observé toute la scène du haut de la pièce.

L'étude du Dr Parnia, publiée en 2014, a porté sur 2 060 patients provenant de 15 hôpitaux au Royaume-Uni, aux États-Unis et en Autriche.[48]

Il existe des centaines de cas de ce genre. L'histoire de

Pamela Reynolds est bien connue. Cette Américaine fut opérée pour un anévrisme au cerveau. Afin de pouvoir travailler dans sa boîte crânienne, les chirurgiens ont abaissé sa température à 15,5°C et mis en place un système de circulation sanguine extracorporelle. Elle a été ainsi été maintenue 45 minutes sans aucune activité électrique détectable dans son cerveau (avec un électroencéphalogramme plat).

Par la suite, elle raconte être « sortie de son corps » et avoir assisté à toute l'opération qu'elle a pu raconter en détail : conversations entre le personnel médical, instruments utilisés, etc. Une enquête très sérieuse a permis de confirmer que tout ce qu'a raconté Pamela Reynolds est exact. Elle a ensuite vu le fameux tunnel avec une aveuglante lumière au bout qui semblait l'appeler.

D'autres patients peuvent même relater des événements et conversations survenues ailleurs que dans la pièce où se trouvait leur corps, comme dans la salle d'attente où le personnel médical informe leurs proches de leur état ou dans un autre lieu éloigné alors qu'une personne chère apprend ce qui leur est arrivé.

Une étude menée sur les EMI vécues par des aveugles de naissance par deux médecins américains, Kenneth Ring et Sharon Cooper, montre que ces derniers peuvent « voir » et décrire tout aussi précisément ce qui s'est passé dans leur chambre, et même ailleurs, alors qu'ils étaient en état de mort clinique.

Les expériences de mort imminente vont plus loin. Environ 18 % des personnes réanimées racontent avoir traversé partiellement ou complètement le fameux tunnel au bout duquel les attendait une éclatante lumière leur donnant une sensation de paix et d'amour. Nombreuses sont celles qui ont été accueillies par des personnes chères décédées et des êtres que l'on pourrait décrire comme des anges ou des guides spirituels.

Le plus étonnant est que les personnes qui sont allées dans l'au-delà et en sont revenues racontent toutes des histoires semblables, quelle que soit leur culture religieuse ou autre. Certes, les chrétiens affirment avoir vu Jésus et des saints alors que d'autres raconteront avoir vu des anges, des prophètes, Krishna, Bouddha ou Mahomet, mais les personnages sont toujours sensiblement identiques même si les références culturelles varient.

Un pédiatre américain, le Dr Melvin Morse, a même fait une recherche portant précisément sur ce qu'ont vécu de jeunes enfants réanimés suivant une EMI attribuable à un accident, une noyade ou une opération. Or, il est fascinant de constater que ces enfants qui, souvent, n'avaient aucune idée préconçue ou culture religieuse, ont raconté des expériences très semblables[49].

Pour explorer les expériences de mort imminente, *La Vie après la vie* du Dr Raymond Moody[50] est l'un des ouvrages les plus fondamentaux. Publié une première fois en 1975, ce livre a popularisé les récits d'EMI en documentant des témoignages de personnes ayant vécu des expériences proches de la mort. Moody y identifie des thèmes communs, comme la sortie du corps et la sensation de paix.

Les témoignages se comptent par milliers. Il est impossible de les ignorer. Et si on les étudie avec un minimum de bonne foi, il est également impossible de se contenter de la version des scientifiques matérialistes qui prétendent que tous ces phénomènes s'expliqueraient par le fait que le cerveau sécrète des substances chimiques particulières à l'approche de la mort. La *Preuve du paradis* (2012) du Dr Eben Alexander[51], neurochirurgien ayant lui-même vécu une mort cérébrale, apporte un regard médical particulièrement éclairant sur ce phénomène, car il est en mesure de distinguer ce qui peut être attribuable à l'activité biochimique du cerveau lors du décès et ce qui est carrément inexplicable par la science actuelle.

Certes, des phénomènes chimiques se produisant dans le corps pourraient à la limite justifier les visions de tunnel et d'êtres chers décédés, mais comment expliquer que tout le monde ait des hallucinations du même type ou qu'une personne en état de mort clinique dans un hôpital puisse voyager, hors de son corps, à l'autre bout du pays pour assister à une scène qui se déroule entre ses parents qui viennent d'apprendre son accident par téléphone ? De tels témoignages existent néanmoins.

Parmi eux, celui d'Anita Moorjani est particulièrement intéressant parce qu'elle a non seulement vécu une EMI spectaculaire, mais elle en est revenue complètement guérie d'un cancer en phase terminale.

Après avoir lutté contre la maladie pendant plus de quatre ans, tout son corps était en ruine et la propagation des tumeurs a déclenché l'arrêt du fonctionnement de ses organes les uns après les autres. Le 2 février 2006, Anita sombre dans un profond coma. Selon les médecins, il ne lui reste que quelques heures à vivre ! Dans cet état proche de la mort, Anita va connaître une expérience dont elle reviendra totalement guérie et avec une perception de la vie transformée à jamais.

Alors qu'elle perdait peu à peu conscience, elle pouvait sentir qu'elle quittait son corps. Elle a vu et entendu les échanges qui se passaient en dehors de sa chambre entre les médecins et son mari. Plus tard, elle a été en mesure de vérifier le contenu de ces conversations avec celui-ci. Elle a également vu son frère vivant dans une autre ville apprendre la nouvelle de sa fin prochaine et qui prend l'avion pour se rendre à son chevet.

Anita affirme être vraiment « passée de l'autre côté »,

dans une dimension où elle a été envahie par un sentiment d'amour total. Elle a très clairement ressenti la raison pour laquelle elle avait développé ce cancer.

On lui a donné le choix de revenir sur terre ou de rester dans l'au-delà. Comme elle a dit ne pas souhaiter retourner dans ce corps si malade, on lui a promis que si elle décidait de revenir, son corps allait récupérer très rapidement. On lui a fait comprendre que les maladies démarrent à un niveau énergétique avant de devenir physiques.

Elle a réalisé que lorsque les traitements médicaux éliminent les maladies du corps uniquement, sans en guérir la cause énergétique, elles reviennent éventuellement. Tout ce qui se passe dans nos vies dépend de l'énergie que nous créons par nos croyances, nos pensées, nos peurs, etc. Une fois rassurée sur le fait que son corps allait guérir, Anita accepta de revenir.

Quelques semaines plus tard, toute trace de cancer avait disparu et Anita consacre maintenant sa vie à inspirer des milliers de personnes à prendre conscience de leur pouvoir de guérison et à ne plus craindre la mort. Je vous encourage fortement à lire son témoignage disponible sur Internet ainsi que son livre.[52]

Quoi qu'il en soit, la mort est inévitable et nous allons tous, un jour, quitter ce corps. Cela est sans doute plus facile à accepter quand on a atteint un âge vénérable après avoir vécu une vie bien remplie que lorsque l'on est dans la fleur de l'âge, avec encore plein de projets et de responsabilités.

Pourtant, le moment de notre départ repose sur une décision de notre âme, qui seule a en main tous les éléments pour comprendre la trame des événements et le contrat qui a été conclu au moment de s'incarner. De nombreuses personnes parties en bas âge avaient déjà accompli leur mission de vie, ainsi que leurs proches en témoignent souvent.

Si vous cessiez un instant de vous révolter, au moins le temps d'une méditation ou d'un exercice de relaxation ? Si vous arrêtiez de penser aux autres : « Je ne peux pas partir j'ai de jeunes enfants, je ne peux pas partir ma sœur, mon mari, ma mère ont besoin de moi » pour vous demander : « Moi, est-ce que je sens, oui ou non, que c'est le temps de partir ? »

Le moment est-il venu de partir, non pas pour fuir un stress, car il y a bien d'autres moyens d'échapper au stress que de choisir la mort comme porte de sortie, mais parce que c'est le moment, tout simplement ? Écoutez votre intuition et la réponse montera en vous, n'en doutez pas.

J'ai connu une femme qui me disait : « Je ne peux pas quitter mon mari, il ne peut pas vivre sans moi, je ne peux pas le laisser » tout en sachant très bien que la source de son stress, c'était la relation avec le mari, la vie commune avec cet homme-là. Or, elle avait un cancer et elle était presque sur le point d'en mourir. Ce qu'elle ne réalisait pas, c'est que le jour où elle allait mourir, et bien le mari, elle allait effectivement le quitter ! Il n'y a pas pire façon d'abandonner quelqu'un que de mourir !

Si elle l'avait laissé, tout simplement, en refaisant sa vie ailleurs, son mari ne l'aurait pas perdue complètement. Elle aurait pu être encore là pour lui parler à l'occasion, pour l'aider à régler certains problèmes ou quoi que ce soit d'autre. Elle lui aurait également donné l'occasion de se fâcher contre elle, de lui en vouloir, de cesser de l'idéaliser.

Oui, elle lui aurait fait de la peine en le laissant, c'est certain. Il n'est jamais agréable d'être rejeté, mais qui sommes-nous pour savoir si cela ne représente pas le coup de pied au derrière dont il avait besoin pour évoluer dans sa vie ? Qui nous dit que ça ne l'aurait pas mené vers une autre relation plus harmonieuse, avec une partenaire qui serait épanouie, heureuse à ses côtés. Qui nous dit que ce n'est pas ce qu'il lui fallait pour entreprendre la thérapie dont il avait besoin pour, par exemple, cessez de boire, faire face à sa dépendance ou régler d'autres problèmes.

Ce n'est jamais, jamais une solution que de fuir une situation insupportable en mourant ! Et combien le font...

Recourir à la mort pour éviter de quitter quelqu'un, c'est la pire des façons d'abandonner la personne. Ce n'est pas de l'altruisme que de se sacrifier ainsi, c'est au contraire un manque de courage, le courage de se choisir d'abord en dépit de ce que l'entourage va penser.

Alors, si en faisant le travail d'introspection que je vous recommande, vous vous rendez compte que vous avez un stress à éliminer de votre vie pour progresser vers la guérison, je vous invite pour le bien de tous ceux qui vous entourent, en plus de vous-même, à le faire pour rester sur Terre.

Par contre, si après avoir fait toute l'exploration intérieure nécessaire vous savez, au plus profond de vous-même, que vous n'êtes pas en train de mourir pour fuir un stress, apprivoisez l'inévitable. Si votre âme est bel et bien en voie de suivre le chemin prévu et que le moment de quitter ce monde arrive bientôt, quel que soit votre âge ou votre situation, cessez de penser à votre entourage et demandez-vous comment vous vous sentez, intérieurement. Normalement, vous vous sentirez en paix.

Mourir guéri

La notion de « mourir guéri » est une approche philosophique et spirituelle qui remet en question la perception traditionnelle de la guérison comme étant uniquement physique. Elle invite à envisager la guérison comme un processus global incluant l'âme, les émotions et les relations, plutôt que simplement la survie biologique.

Mourir guéri signifie atteindre un état de paix intérieure et de réconciliation avec soi-même et son entourage avant de quitter ce monde.

Cela implique une guérison émotionnelle et spirituelle, comme pardonner, se réconcilier avec ses proches ou faire la paix avec des événements passés. C'est aussi ressentir un profond sentiment d'accomplissement, l'impression d'avoir vécu pleinement en accord avec ses valeurs et son essence profonde. Enfin, cela revient à accepter la fin comme une étape naturelle de la vie, sans la percevoir comme un échec ou une défaite.

Dans cette vision, la guérison ne se limite pas à la lutte contre la maladie. Au contraire, elle repose sur l'idée que l'esprit peut transcender les souffrances physiques pour atteindre un bien-être intérieur. Certaines traditions spirituelles, comme le bouddhisme et les approches holistiques modernes, soulignent que le processus de la mort peut représenter une occasion de transformation personnelle.

Des récits comme ceux partagés dans les unités de soins palliatifs montrent comment des individus en fin de vie trouvent une sérénité profonde en réglant des conflits internes ou externes. Par exemple, des patients peuvent ressentir un apaisement immense après avoir révélé des vérités importantes à leurs proches ou exprimé leur gratitude.

« Mourir guéri » invite chacun à envisager la vie comme une série de choix pour cultiver la paix intérieure, même dans les moments difficiles. Cela ne signifie pas nier la douleur ou la souffrance, mais plutôt chercher à les transcender en trouvant un sens ou en cultivant des liens significatifs. Il s'agit d'embrasser une perspective humaniste et spirituelle qui élargit la notion de santé et rappelle que, parfois, l'âme peut trouver son équilibre, même si le corps s'éteint. C'est une invitation à vivre avec intention et à mourir en paix.

Ne vous accrochez pas pour les autres. Vos proches ont

leur vie à vivre, leur propre chemin à parcourir. Accrochez-vous pour vous, si vous sentez profondément que ce n'est pas le moment de partir. Sinon, faites tout ce qu'il faut pour approcher avec de plus en plus de sérénité le moment de votre naissance dans un autre monde.

Mon père est mort quand j'avais neuf ans. J'adorais mon père, qui était ma principale source d'amour. Imaginez ! Mon père est parti, me laissant avec une mère qui m'a toujours rejetée telle que j'étais. On peut dire c'est horrible, et j'ai effectivement vécu une enfance difficile, mais c'est ça qui m'a amenée là où je suis rendue aujourd'hui.

C'est ça qui a fait de moi qui je suis. Si j'avais gardé mon père auprès de moi et reçu de l'amour inconditionnel de ma mère, je serais quelqu'un de complètement différent. Et je suis convaincue que mon âme a choisi ce chemin-là. Ce ne fut pas un chemin de vie facile, mais c'est le mien.

Acceptez de ne pas tout contrôler. Seul votre destin vous appartient. Vous n'êtes responsable que de vous-même.

10-Un chemin de transformation et d'espoir

Face à une maladie comme le cancer, nous sommes souvent confrontés à nos peurs les plus profondes : la peur de la souffrance, de l'inconnu, et, surtout, de la mort. Ces émotions, bien que naturelles, ne doivent pas nous enfermer dans un cycle de désespoir. Ce livre a été écrit pour ouvrir une autre voie, présenter une perspective où la maladie, bien que redoutable, peut devenir un catalyseur de transformation. Cette transformation n'est pas seulement une question de survie, mais une invitation à réinvestir pleinement sa vie, à la vivre avec plus de conscience, de profondeur et de gratitude.

Le cancer est souvent présenté comme un ennemi, un intrus contre lequel il faut se battre. Pourtant, il est possible d'adopter une approche différente : voir la maladie comme un signal, un appel à réévaluer notre existence, nos choix et nos priorités. Cela ne signifie pas minimiser les défis qu'elle impose, mais bien reconnaître qu'elle peut offrir de grandes possibilités d'évolution personnelle.

Ce processus de guérison commence par un acte fondamental : reprendre son pouvoir. Trop souvent, les patients se sentent à la merci des statistiques et des traitements, comme si leur destin était scellé par des forces extérieures. Or, bien que la médecine joue un rôle essentiel, elle n'a pas toutes les réponses. Ce livre propose d'aller au-delà des limites des protocoles médicaux en adoptant une démarche holistique où le patient devient un acteur clé de sa propre guérison.

Ce chemin implique de cultiver une confiance en soi et en ses capacités à influencer le cours des événements. Il s'agit d'un acte de foi, mais aussi d'un apprentissage : écouter son corps, prêter attention à son intuition et reconnaître les signaux subtils qu'il envoie.

L'intuition est une ressource précieuse, souvent négligée dans nos sociétés modernes, mais elle peut guider des choix éclairés et profondément alignés avec nos besoins.

Apprendre à lui faire confiance, c'est se reconnecter à cette sagesse intérieure que nous portons tous en nous, même en période de grande vulnérabilité.

Dans ce contexte, les émotions jouent un rôle fondamental. Les émotions négatives comme la peur, la colère ou le ressentiment, si elles ne sont pas exprimées ou libérées, peuvent devenir des obstacles au processus de guérison. À l'inverse, les émotions positives comme l'amour, la gratitude et la joie ont une puissance transformatrice incroyable. Elles agissent non seulement sur notre esprit, mais aussi sur notre biologie. La science moderne, à travers des disciplines comme l'épigénétique, commence à démontrer ce que certaines traditions spirituelles affirment depuis longtemps : nos pensées et nos émotions influencent directement notre santé au niveau cellulaire.

Cultiver un état d'esprit positif n'est pas simplement une question de morale ou de motivation, mais un véritable outil pour favoriser la régénération du corps.

Une autre clé essentielle pour traverser cette épreuve est de se reconnecter aux raisons qui nous poussent à vivre. Ces raisons sont profondément personnelles : pour certains, elles résident dans les liens affectifs, pour d'autres, dans la réalisation d'un rêve ou la découverte d'un sens plus large à l'existence. Ces raisons de vivre créent une énergie qui soutient notre corps et notre esprit dans les moments difficiles. Elles agissent comme une boussole, nous rappelant ce qui compte vraiment et nous donnant la force de continuer à avancer, même lorsque le chemin semble incertain.

La spiritualité, sous toutes ses déclinaisons, est également une ressource précieuse. Elle offre un refuge et une perspective, permettant de se sentir connecté à quelque chose de plus grand que soi.

Que cette spiritualité prenne la forme d'une pratique religieuse, de la contemplation de la nature ou simplement d'un sentiment d'émerveillement devant le mystère de la vie, elle peut être une ancre dans les moments de turbulence. Elle nous rappelle que nous ne sommes pas seuls et que notre passage sur Terre, même avec tous ses défis, reste un cadeau inestimable.

Au cœur de cette démarche, il est essentiel de se rappeler que guérir est toujours une option, même si la forme que prend cette guérison varie d'une personne à l'autre. Pour certains, elle se manifestera par une rémission complète, défiant toutes les attentes médicales. Pour d'autres, représentera une transformation intérieure, apportant paix et acceptation. Dans tous les cas, la guérison dépasse le cadre strictement physique ; elle touche à l'essence même de ce que nous sommes, à notre capacité à vivre en harmonie avec nous-mêmes et avec le monde.

Ce chemin n'est pas facile, et il n'existe pas de solutions universelles. Mais il est ponctué de petits choix quotidiens qui, mis bout à bout, peuvent transformer notre existence.

Respirer consciemment, s'alimenter sainement, libérer les émotions négatives, cultiver des pensées positives, nourrir des rêves et des projets, s'ouvrir à des approches alternatives, modifier ses habitudes de vie : chacune de ces actions est une pierre qui contribue à bâtir un chemin vers la santé.

Personnellement, j'ai choisi de croire que rien n'arrive pour rien, que le hasard n'existe pas, que je crée ma vie et que ce qui se trouve sur ma route sert à m'apporter ce dont j'ai besoin pour évoluer et vivre des expériences enrichissantes. Trouver le cadeau que nous réserve chaque situation, même les plus éprouvantes, est souvent un défi. Mais dès qu'on se met à le chercher avec la ferme conviction qu'il existe, même les pires souffrances deviennent plus supportables, car elles trouvent désormais un sens.

Je n'ai pas de preuve scientifique à vous offrir sur ce qui a favorisé ma guérison alors que j'étais supposée incurable. Je n'ai pas de certitude que le cancer ne reviendra pas et qu'il ne finira pas par m'emporter. Aucun traitement ni aucune approche ne peuvent offrir de telles certitudes. Mais je sais que contrairement à la résignation, mes démarches de guérison m'ont apporté des expériences enrichissantes et libératrices qui en valaient largement la peine, quelle qu'en soit l'issue.

Trop souvent, l'humain attend d'être confronté à des épreuves pour sortir de sa zone de confort et évoluer. Ces moments difficiles, bien que douloureux, agissent comme des catalyseurs, obligeant à repenser ses priorités, à dépasser ses limites et à explorer des aspects de soi jusque-là ignorés. J'aime croire que c'est précisément pour cela qu'ils se produisent et qu'il faut saisir l'occasion qui nous est offerte de se transformer et d'en ressortir grandis.

Quoi qu'il en soit, la vie demeure un mystère. Elle ne se laisse pas enfermer dans des statistiques ou des pronostics. Chaque individu est unique, et chaque parcours est singulier. Ce livre ne prétend pas offrir de garantie, mais il propose une perspective différente, un espace où l'espoir, la résilience et la transformation sont possibles.

Alors que vous refermez ces pages, je souhaite que vous emportiez avec vous une certitude : la capacité de guérir et de transformer votre vie réside en vous. Cet ouvrage n'offre qu'un survol de tout ce qui est possible et, si cela vous interpelle, je vous invite à consulter les nombreuses sources dont je me suis inspirée pour explorer chacun des thèmes plus en profondeur.

Chaque souffle que vous prenez est une preuve de votre connexion à une énergie universelle, chaque pensée et chaque émotion que vous choisissez contribuent à façonner votre réalité. Face à l'incertitude, il est possible de choisir la vie. Une vie riche, consciente, et pleinement vécue, même dans les moments les plus difficiles. Car au-delà des traitements, des statistiques et des diagnostics, il y a la lumière unique de chaque être humain, cette force vitale qui ne demande qu'à s'épanouir. Mon plus grand souhait est que ce livre vous inspire à cultiver cette lumière, à nourrir vos espoirs et à marcher sur un chemin de transformation avec courage et confiance.

Francine Boissonnault, mars 2025

boissonnaultfrancine@gmail.com

https://www.facebook.com/profile.php?id=100029109836665

Annexe I

Manifeste pour une science post-matérialiste[54]

La science matérialiste ne serait-elle pas un peu dépassée aujourd'hui ? Un comité de scientifiques, participants au Sommet international sur la science post-matérialiste, la spiritualité et la société, a élaboré un Manifeste arguant pour une ouverture des esprits scientifiques, au-delà du matérialisme et vers une meilleure compréhension de l'esprit comme un aspect majeur de la fabrique de l'univers.

Nous sommes un groupe de scientifiques reconnus internationalement et œuvrant dans divers champs d'expertise (biologie, neurosciences, psychologie, médecine, psychiatrie). Nous avons participé à un Sommet international sur la science post-matérialiste, la spiritualité et la société. Ce sommet, qui était coorganisé par Gary E. Schwartz, PhD, et Mario Beauregard, PhD, de l'Université de l'Arizona, ainsi que Lisa Miller, PhD, de l'Université Columbia, a été tenu à Canyon Ranch (Tucson, Arizona, É-U) du 7 au 9 février 2014.

L'objectif de ce sommet était de discuter de l'impact de

l'idéologie matérialiste sur la science et de l'influence du paradigme post-matérialiste émergent sur la science, la spiritualité et la société. Nous sommes arrivés aux conclusions suivantes, qui forment notre Manifeste pour une science post-matérialiste. Ce Manifeste a été préparé par Mario Beauregard, PhD (Université de l'Arizona), Gary E. Schwartz, PhD (Université de l'Arizona), et Lisa Miller, PhD (Université Columbia), en collaboration avec Larry Dossey, MD, Alexander Moreira-Almeida, MD, PhD, Marilyn Schlitz, PhD, Rupert Sheldrake, PhD, et Charles Tart, PhD.

1. La vision du monde scientifique moderne repose en grande partie sur des postulats étroitement associés à la physique classique. Le matérialisme—l'idée que la matière est la seule réalité—est l'un de ces postulats. Un autre postulat est le réductionnisme, la notion selon laquelle les choses complexes ne peuvent être comprises qu'en les réduisant à l'interaction de leurs parties ou à des choses plus simples ou fondamentales telles que des particules matérielles.

2. Durant le XIXᵉ siècle, ces postulats se changèrent en dogmes et s'unirent pour former un système de

croyances qui devint connu sous le nom de « matérialisme scientifique ». Selon ce système de croyances, l'esprit n'est rien de plus que l'activité physique du cerveau, et nos pensées ne peuvent avoir aucun effet sur nos cerveaux et nos corps, sur nos actions et sur le monde physique.

3. L'idéologie scientifique matérialiste devint dominante dans le milieu académique au cours du XXe siècle. Tellement dominante qu'une majorité de scientifiques se mirent à croire que cette idéologie reposait sur des évidences empiriques et qu'elle représentait la seule conception rationnelle possible du monde.

4. Les méthodes scientifiques basées sur la philosophie matérialiste se sont avérées hautement fructueuses, car elles ont permis une meilleure compréhension de la nature, ainsi qu'un plus grand contrôle et une liberté accrue par le biais des avancées technologiques.

5. Toutefois, la dominance quasi absolue du matérialisme dans le milieu académique a étouffé les sciences et entravé le développement de l'étude

scientifique de l'esprit et de la spiritualité. La foi en cette idéologie, comme cadre explicatif exclusif de la réalité, a amené les scientifiques à négliger la dimension subjective de l'expérience humaine. Cela a conduit à une conception fortement déformée et appauvrie de nous-mêmes et de notre place dans la nature.

6. La science est d'abord et avant tout une méthode non dogmatique et ouverte d'acquisition de connaissances au sujet de la nature. Cette méthode est basée sur l'observation, l'investigation expérimentale et l'explication théorique de phénomènes. La méthode scientifique n'est pas synonyme de matérialisme et ne doit être influencée par aucune croyance, dogme ou idéologie.

7. Vers la fin du XIXᵉ siècle, les physiciens découvrirent des phénomènes qui ne pouvaient être expliqués par la physique classique. Cela mena au développement, durant les années 1920 et le début des années 1930, d'une nouvelle branche de la physique appelée mécanique quantique (MQ). La MQ a remis en question les fondations matérielles du monde en montrant que

les atomes et les particules subatomiques ne sont pas réellement des objets solides—ils n'existent pas de manière certaine en des endroits et des temps définis. Plus important encore, la MQ a introduit l'esprit dans sa structure conceptuelle de base puisqu'il a été découvert que les particules observées et l'observateur, le physicien et la méthode utilisée pour l'observation, sont liés. Selon l'une des interprétations de la MQ, ce phénomène implique que la conscience de l'observateur est vitale pour l'existence des événements physiques mesurés, et que les événements mentaux peuvent influencer le monde physique. Les résultats d'études récentes supportent cette interprétation. Ces résultats suggèrent que le monde physique n'est pas la composante unique ou primaire de la réalité, et qu'il ne peut être pleinement compris sans faire référence à l'esprit.

8. Des études en psychologie ont montré que l'activité mentale consciente peut affecter causalement le comportement, et que la valeur explicative et prédictive des processus mentaux subjectifs (par exemple : croyances, buts, désirs, attentes) est très élevée. De surcroît, des travaux en psychoneuroimmunologie indiquent que nos pensées et nos émotions peuvent grandement influencer

l'activité des systèmes physiologiques (par exemple : immunitaire, endocrinien, cardiovasculaire) connectés au cerveau. Par ailleurs, les études de neuroimagerie de l'autorégulation émotionnelle, de la psychothérapie et de l'effet placebo, démontrent que les événements mentaux affectent significativement l'activité du cerveau.

9. L'étude des soi-disant « phénomènes psi » indique que nous pouvons parfois recevoir de l'information significative sans l'utilisation des sens ordinaires, d'une manière qui transcende les contraintes habituelles d'espace et de temps. De plus, la recherche sur le psi démontre que nous pouvons mentalement influencer à distance des appareils physiques et des organismes vivants (incluant les êtres humains). La recherche sur le psi montre également que l'activité mentale d'individus éloignés peut être corrélée de manière non-locale. En d'autres termes, les corrélations entre l'activité mentale d'individus éloignés ne semblent pas être médiatisées (elles ne sont pas liées à un signal énergétique connu) ; en outre, ces corrélations n'apparaissent pas se dégrader avec une plus grande distance et elles semblent immédiates (simultanées). Les phénomènes psi sont

tellement communs qu'ils ne peuvent plus être vus comme anormaux ou des exceptions aux lois naturelles. Nous devons plutôt considérer ces phénomènes comme un signe que nous avons besoin d'un cadre explicatif plus large, qui ne peut être basé exclusivement sur le matérialisme.

10. Une activité mentale consciente peut être expérimentée durant un état de mort clinique induit par un arrêt cardiaque (une telle activité mentale consciente est appelée « expérience de mort imminente » [EMI]). Certains expérienceurs ont rapporté des perceptions véridiques (c'est à dire, des perceptions dont on peut attester qu'elles ont coïncidé avec la réalité) durant des expériences hors du corps survenues durant un arrêt cardiaque. Les expérienceurs rapportent aussi de profondes expériences spirituelles durant les EMI déclenchées par un tel arrêt. Il est à noter que l'activité électrique du cerveau disparaît après quelques secondes suite à un arrêt cardiaque.

11. Des études en laboratoire dans des conditions contrôlées indiquent que des médiums (individus

affirmant qu'ils peuvent communiquer mentalement avec des individus décédés) doués peuvent parfois obtenir de l'information hautement précise au sujet de personnes décédées. Cela s'ajoute aux autres évidences supportant l'idée que l'esprit peut exister séparément du cerveau.

12. Certains scientifiques et philosophes matérialistes refusent de reconnaître ces phénomènes parce qu'ils ne s'intègrent pas à leur conception exclusive du monde. Le rejet d'une exploration post-matérialiste de la nature ou le refus de publier de solides travaux de recherche supportant une vision post-matérialiste, sont contraires au véritable esprit d'investigation scientifique, selon lequel toutes les données empiriques doivent être considérées. Les données qui ne sont pas compatibles avec les théories et croyances des scientifiques ne peuvent être rejetées a priori. Un tel rejet appartient au domaine de l'idéologie, pas à celui de la science.

13. Il est important de réaliser que les phénomènes psi, les EMI durant un arrêt cardiaque et les évidences reproductibles provenant des études de médiums

doués, n'apparaissent anormaux que lorsqu'ils sont appréhendés à travers les lentilles du matérialisme.

14. Les théories matérialistes échouent à expliquer comment le cerveau pourrait générer l'esprit et elles sont incapables de rendre compte des évidences empiriques discutées dans ce manifeste. Cet échec indique qu'il est maintenant temps de nous libérer des chaînes de la vieille idéologie matérialiste, d'élargir notre conception du monde naturel et d'embrasser un paradigme post-matérialiste.

15. Selon le paradigme post-matérialiste :

a) L'esprit représente un aspect de la réalité tout aussi primordial que le monde physique. L'esprit joue un rôle fondamental dans l'univers, il ne peut être dérivé de la matière et réduit à quelque chose de plus basique.

b) Il existe une interconnexion profonde entre l'esprit et le monde physique.

c) L'esprit (la volonté/l'intention) peut affecter l'état du monde physique et opérer de manière non-locale, c'est-à-dire qu'il n'est pas confiné à des points spécifiques dans l'espace (tels que le cerveau et le corps) et le temps (tel que le présent). Puisque l'esprit peut influencer non-localement le monde physique, les intentions, émotions et désirs d'un expérimentateur peuvent affecter les résultats expérimentaux, même lorsque des approches contrôlées expérimentales (par exemple, en double aveugle) sont utilisées.

d)   Les esprits individuels ne sont apparemment pas limités et peuvent s'unir. Cela suggère l'existence d'un Esprit qui englobe tous les esprits individuels.

e)   Les EMI survenant durant un arrêt cardiaque suggèrent que le cerveau agit comme un transcepteur de l'activité mentale, c'est-à-dire que l'esprit se manifeste à travers le cerveau, mais qu'il n'est pas produit par cet organe. Les EMI survenant durant un arrêt cardiaque, combinées aux évidences provenant des études de médiums doués, suggèrent la survie de la conscience après la mort et l'existence de domaines de réalité qui ne sont pas physiques.

f)   Les scientifiques ne devraient pas être effrayés d'étudier la spiritualité et les expériences spirituelles, car elles constituent un aspect central de l'existence humaine.

16.   La science post-matérialiste ne rejette pas les observations empiriques et la grande valeur des accomplissements scientifiques réalisés jusqu'à

présent. Elle cherche plutôt à accroître notre capacité à comprendre les merveilles de la nature et, ce faisant, à nous permettre de redécouvrir que l'esprit est un aspect majeur de la fabrique de l'univers. La science post-matérialiste est inclusive de la matière, qu'elle perçoit comme un constituant fondamental de l'univers.

17. Le paradigme post-matérialiste a de profondes implications. Il change fondamentalement la vision que nous avons de nous-mêmes, nous redonnant dignité et pouvoir en tant qu'êtres humains et en tant que scientifiques. Ce paradigme encourage des valeurs positives telles que la compassion, le respect et la paix. En mettant l'emphase sur la connexion intime entre nous-mêmes et la nature, le paradigme post-matérialiste promeut aussi la conscience environnementale et la préservation de notre biosphère. Ce paradigme nous permet également de redécouvrir ce qui a été oublié pendant 400 ans, à savoir qu'une compréhension transmatérielle vécue peut être la pierre angulaire de la santé et du bien-être. Cela a été enseigné pendant longtemps par les anciennes approches corps-esprit ainsi que par les

traditions religieuses et contemplatives.

18. Le passage de la science matérialiste à la science post-matérialiste peut être d'une importance vitale pour l'évolution de la civilisation humaine. Ce passage peut être encore plus crucial que la transition du géocentrisme à l'héliocentrisme.

Nous vous invitons, scientifiques du monde entier, à lire le Manifeste pour une Science Post-Matérialiste et à le signer si vous désirez signifier votre appui.[54]

BIBLIOGRAPHIE

1.   Bach, Richard. Illusions, ou les aventures d'un Messie récalcitrant, Flammarion (1970)↑

2.   Centre international de recherche sur le cancer de l'OMS,

http://globocan.iarc.fr/Pages/fact_sheets_cancer.aspx ↑

3.   http://www.lemonde.fr/sciences/article/2013/01/03/il-est-temps-de-redefinir-ce-qu- est-vraiment-un-cancer_1812637_1650684.html ↑

4.   https://www.hdft.nhs.uk/services/prostate-cancer/ ↑

5.   The contribution of Cytotoxic Chemotherapy to 5-year Survival in Adult Malignancies, Clinical Oncology ; 16 : 549-560. ↑

6.   Turner, Kelly A. Rémission radicale, HarperOne, 2014 ↑

7.   Élie, Marie-Pier. Immunothérapie : le nouvel espoir, Québec Science, Octobre 2014 ↑

8.   W. Hoffman, David. Report on a Rockefeller, New York: Lyle Stuart, Inc., 1971, page 24.

↑

9.   McTaggart, Lynne. La Science de l'intention, Ariane, 2008 ↑

10.   Dossey, Larry. Reinventing Medicine, HarperOne, 2000 ↑

11.   Boukaram, Christian. Le pouvoir anticancer des émotions, Les Éditions de l'homme, 2012 ↑

12.   Ford, Debbie. La part d'ombre du chercheur de lumière, J'ai lu, 2003 ↑

13.   Taddei, Andrea. Les 5 Lois Biologiques et la Médecine Nouvelle du Dr. Hamer, CreateSpace Independent Publishing Platform, 2012 ↑

14.   https://learninggnm.com/ ↑

15.   Janssen, Thierry. La maladie a-t-elle un sens ? Pocket, 2011 ↑

16.   Turner, Kelly A. Radical Hope, Scribner, 2023. ↑

17.   Nijhout HF, Metaphors and the role of genes in development, Bioessays, sept 1990, 12(9):441 à 446 ↑

18.   Cairns, John, Overbaugh, Julie et Miller, Stephan. The origin of mutants, Nature 335, sept 1988, 142 à 145 ↑

19.   Lipton, B. H. The Biology of Belief: Unleashing the Power of Consciousness, Matter & Miracles. Mountain of Love/Elite Books, 2005 ↑

20.   Cole, S. W. Social regulation of human gene expression: Mechanisms and implications for public health. American Journal of Public Health, 103(S1), S84-S92, 2013 ↑

21.   Davidson, R. J., & McEwen, B. S. Social influences on neuroplasticity: Stress and interventions to promote well-being. Nature Neuroscience, 15(5), 689-695, 2012 ↑

22.   Epel, E., & Blackburn, E. H. Accelerated telomere shortening in response to life stress. Proceedings of the National Academy of Sciences, 101(49), 17312-17315, 2014 ↑

23.   Meaney, M. J., & Szyf, M. Maternal care, gene expression, and the transmission of individual differences in stress reactivity across generations. Annual Review of Neuroscience, 29, 647-673, 2005 ↑

24.   Slavich, G. M., & Cole, S. W. The emerging field of human social genomics. Clinical Psychological Science, 1(3), 331-348, 2013 ↑

25.   L'effet placebo, comment ça marche ? Une étude nous dit tout ! Pourquoi Docteur, 7 avril 2023 ; Les bases scientifiques de l'effet placebo, Trust My Science, 2023 ↑

26.   L'effet placebo et les zones cérébrales activées : une approche neuroscientifique - CHU de Toulouse, Service de neurologie et imagerie médicale ↑

27.   Dispenza, Joe. Le placebo, c'est vous : comment donner le pouvoir à votre esprit. Éditions Ariane, 2017 ↑

28.   Cannon WB. "Voodoo" death. Am J Public Health. 2002;92:1593–1596 ↑

29. Turner, Kelly A. Rémission radicale, HarperOne, 2014
↑

30. Meador, C. K. Hex death: Voodoo magic or persuasion. Southern Medical Journal, 85, 244-247, 1992
↑

31. http://www.ted.com/talks/william_li.html. ↑

32. Brendan O'Regan et Caryle Hirshberg. Spontaneous Remission: An Annotated Bibliography, Institute of Noetic Sciences; juin 1993 ↑

33. Turner, Kelly A. Rémission radicale, HarperOne, 2014↑

34. Turner, Kelly A. Rémission radicale, HarperOne, 2014↑

35. Turner, Kelly A. Espoir radical, Scribner, 2023. ↑

Maier, S.F., & Seligman, M.E.P. Learned helplessness: Theory and evidence. Journal of

36. Experimental Psychology: General, 105(1), 3–46, 1976

Spiegel, D., Bloom, J.R., Kraemer, H.C., & Gottheil, E. Effect of psychosocial treatment on survival of patients with metastatic breast cancer. The Lancet, 334(8668), 888–891, 1989

Kiecolt-Glaser, J.K., & Glaser, R. Chronic stress and mortality among older adults. The Journal of the American Medical Association, 282(23), 2259-2260, 1999

Andersen, B.L., Farrar, W.B., Golden-Kreutz, D.M., et al. Psychobiological mechanisms of disease progression in cancer: An integrative framework. Brain, Behavior, and Immunity, 22(6), 727–735, 2008 ↑

37.   Pinker, Steven, The Better Angels of Our Nature, Penguin, Books, 2012 ↑

38.   Vincent J Felitti MD, FACPA, Robert F Anda MD, et al. Relationship of Childhood Abuse and Household Dysfunction to Many of the Leading Causes of Death in Adults: The Adverse Childhood Experiences (ACE) Study, American Journal of Preventive Medicine, volume 14, numéro 4, mai 1998, pages 245 à 258 ↑

39.   Béliveau, R., et Gingras, D. Les aliments contre le cancer : La prévention du cancer par l'alimentation., Éditions Trécarré, 2005 ↑

40.   https://pubmed.ncbi.nlm.nih.gov/22323820/

41.   Warburg, Otto. The Metabolism of Tumours, Richard R. Smith, New York, 1931; On the Origin of Cancer Cells, Science 123, no. 3191 (1956): 309-314. ↑

41.   https://newsnetwork.mayoclinic.org/discussion/may o-researchers-study-stool-to-   unlock-microbiomes-role-in-cancer-treatment/ ↑

42.   Sonnenburg, Justin et Sonnenburg, Erica. L'incroyable pouvoir de votre microbiote,

Eyrolles, 2016 ↑

43.   Sheldrake, Rupert. L'hypothèse de la causalité formative, Le Mail, 1983 ↑

44.   Braden, Gregg. La Matrice divine : Relier l'espace, le temps, les miracles et les croyances, Ariane Éditions, 2007 ↑

45.   Emote, Masaru. Les Messages cachés de l'eau, Guy Trédaniel Éditeur, 2004 ↑

46.   http://survie-au-cancer.blogspot.ca/2012/08/guerison-spontanee-du-cancer.html   ↑

47.   Velma Thomas Lazarus Syndrome, ABC News ↑

48.   http://www.resuscitationjournal.com/article/S0300-9572%2814%2900739-4/fulltext ↑

49.   Morse, M., Conner, D., and Tyler, D. Near death experiences in a pediatric population: A preliminary report. PubMed, 1985 ↑

50.   Moody, Raymond. La vie après la vie, Guy Trédaniel Éditeur, 2014 ↑

51.   Alexander, Eben. La Preuve du paradis, Éditions de l'Homme, 2012 ↑

52.   Moorjani, Anita. Mourir pour être moi, Guy Trédaniel Éditeur, 2013 ↑

53.   Manifeste pour une science post-matérialiste, https://opensciences.org/ ↑

54.   Manifeste pour une science post-matérialiste, https://opensciences.org/ ↑

www.ingramcontent.com/pod-product-compliance
Lightning Source LLC
Chambersburg PA
CBHW022044020426
42335CB00012B/540